I0467720

Caroline Régnard-Mayer

MS – Mein anderes Leben!

Frauenpower trotz MS – Teil 2

Das vorliegende, überarbeitete Buch
"Frauenpower trotz MS Teil 2" wurde 2011 im
BOD-Verlag unter "MS-Mein Schicksal, mein
Leben", erstveröffentlicht.

Für alle, die gerne wissen wollten, wie es
weiterging!

Caroline Régnard-Mayer

MS – Mein anderes Leben!

Frauenpower trotz MS – Teil 2

Autorenseite:
www.frauenpower-ms.jimdo.com

Ihr Blog mit wertvollen Tipps rund um das Thema MS, eigenen Gedanken, Erlebtem und Büchervorstellungen finden Sie unter:
www.caroregm.blogspot.de

caroline.regnardmayer@facebook.com
(Facebook)
caroregm (Twitter)

Bibliografische Information der Deutschen Nationalbibliothek
Die Deutsche Nationalbibliothek verzeichnet diese Publikation in der Deutschen Nationalbibliografie; detaillierte bibliografische Daten sind im Internet über http://dnb.d-nb.de abrufbar.

Satz und Layout: Caroline Régnard-Mayer
Covervorlage: CreateSpace
Druck und Bindung: createspace.com

ISBN 10: 1535002123
ISBN 13: 978-1535002127

Ein paar Worte davor...

Solange das Buch nicht gedruckt ist, lässt es mich nicht los und vor drei Nächten schrieb ich noch das Kapitel „Mit den Augen meiner Kinder", das mir doch sehr wichtig erschien. Mein Kopf ist noch voller Gedanken und Worte, aber ich bin körperlich total erschöpft. Ich brauche eine „künstlerische Auszeit". Denn ich käme sonst nie zum Ende.
Eigentlich wollte ich nicht unbedingt kurz nach dem Erscheinen meines ersten Buches eine Fortsetzung schreiben. Aber jetzt bin ich doch sehr froh und stolz, bald das zweite neue Exemplar der Frauenpower-Serie in den Händen zu halten.

Über den Buchtitel machte ich mir ganze vier Monate Gedanken. Auch über das Foto des Buchcovers. Denn erstens ist die Power der Frau, sprich mir, dezimiert und zweitens sahen mich Nicht-Leser ungern mit Rucksack wandernd im Pfälzerwald. Nun diese Nichtahnenden kann ich beruhigen, ich landete nach der Aufnahme des Fotos vier Tage später mit einem Schub in der Klinik. Ich hatte mich mal wieder übernommen.

Was mich anfangs belastete, inspirierte mich nun zu einem vielleicht besseren Buchtitel. Wir werden sehen, auch dieses

Mal bin ich offen für Kritik, aber auch Lob!

Ich lade sie nun ein zum Tanz auf dem Drahtseil und dem Vorwort.

Landau, im Januar 2011

Vorwort

Viele Leser wollten wissen, wie mein Leben mit der Krankheit Multiple Sklerose und der Alltag mit meinen Kindern weiterging. Aber nicht nur aus diesem Grund habe ich eine Fortsetzung geschrieben, sondern das Schreiben hilft mir, meine Gedanken, das Alleinsein und Erlebtes zu sortieren und zu verarbeiten.

Ich nehme als Prophylaxe und Schub-vermeidung immer noch das Medikament Tysabri (Natalizumab) und hoffe, wie alle MS-Erkrankten auf neue Medikamente. Seit meinem letzten Buch ist mein Leben nicht leichter geworden. Die Infusionen alle vier Wochen binden mich an ein Zeitschema, das genau eingehalten werden muss, und die Power bzw. Kraft wurde ausgebremst. Auch hat sich eine Depression manifestiert. Aber die Restkraft nutzte ich, um mich von altem Ballast zu trennen und das Leben irgendwie noch an manchen Tagen zu genießen. Ich nehme das Leben mit der Erkrankung MS an, auch meine Depression. Wenn es gute Tage gibt, äußert sich das sehr in meiner Kleidung und ich bin geschminkt, an den schlechten Tagen herrschen die Farbe Schwarz und ein blasses Gesicht vor. Aber es ist gut, so wie es ist. Ich stehe dazu. Auch wenn mir der Leitspruch meiner Freundin Maggie in grauen Tagen über vieles hinweg hilft: „Wer sich beschissen fühlt, muss nicht beschissen aussehen."

Aber es kostet mich mehr Energie und Willenskraft als noch vor zwei Jahren, das Leben zu meistern. Aber ich verliere nicht den Mut, mich weiterhin dieser unheilbaren Erkrankung zu stellen.

Ich lade sie ein, mich durch Monate von Eindrücken, Gedanken und Gelebtem der letzten eineinhalb Jahre zu begleiten: durch Höhen und Tiefen eines Lebens mit der Krankheit Multiple Sklerose. Auch dieses Mal werden sich einige wiederfinden in den 1000 Gesichtern der Krankheit.

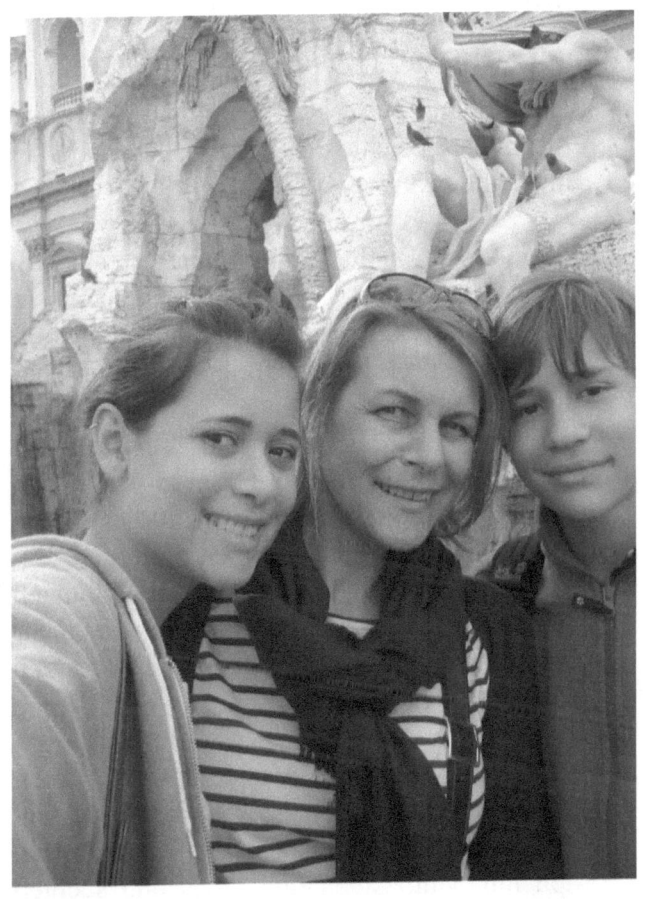

Rom   **2012**

Meine tollen Leser

Ich kann niemandem beschreiben, welch überwältigendes Gefühl ich hatte, nachdem mein Buch den Durchbruch in allen MS-Portalen schaffte. Das Allerschönste waren aber die vielen E-Mails aus ganz Deutschland, Österreich und der Schweiz, die mich erreichten. Ich hoffe, ich habe sie auch alle beantwortet!?

Mein erstes Buch, das ich selbst verschickte, ging nach Wien zu Andrea. Eine intensive Mailfreundschaft hat sich daraus entwickelt, alle zwei, drei Tage schreiben wir uns über unseren Alltag mit der MS, Familie, Freunde, über Erlebtes und Vergangenes, Erfahrungen u.v.m. Im Oktober werde ich sogar vier Tage zu ihr nach Wien fliegen, um sie endlich persönlich kennen zu lernen. Ein Billigflug ist schon seit zwei Monaten gebucht. Ich möchte Andrea nicht mehr missen, so sehr ist sie mir in dieser kurzen Zeit ans Herz gewachsen.

Aber auch mit vielen anderen besonderen Menschen habe ich korrespondieren dürfen. Sie gaben mir Einblick in ihr Leben, machten mir Mut, gaben mir Tipps und suchten Trost und Verständnis. Ein Leser aus Österreich schickte mir das Konzept einer Therapie mit Stutenmilch, ein anderer berichtete mir über seine Erfahrungen mit der klassischen Homöopathie und eine Physiotherapeutin schenkte mir eine Craniosacrale Behandlung in ihrer Praxis. Auch über Erfahrungen mit MS-typischen Medikamenten tauschte ich mich mit sehr vielen Menschen aus.

Ich freue mich auch sehr über viele Leser, die so geduldig auf mein zweites Buch warteten. Ich hätte nie im Entferntesten daran gedacht, dass viele Betroffene wissen wollen, wie mein Leben mit der MS und mein Alltag verlaufen, dass meine Gedanken sie interessieren. An dieser Stelle danke ich allen Leserinnen und Lesern, allen Betroffenen, meinen Eltern, Freunden und Bekannten für ihr Interesse, ihre Geduld und ihren mutmachenden Zuspruch. Ohne euch hätte ich es nicht geschafft, die vielen unzähligen Nächte des Schreibens und des Eintauchens in Momente, die ich lieber hinter einem verstohlenen Lachen oder im Herabspielen einer Lebenssituation abgetan hätte.

DANKE!

Ich danke für dieses Leben

Meinen Eltern danke ich für dieses ereignisreiche, aber für mich nicht immer leichte Leben. Für ihr Dasein, ihre Liebe, Geben und die gut gemeinten Ratschläge. Auch wenn sie als Eltern nicht wahrhaben wollen, dass man sich schon lange abgenabelt hat und ein eigenständiges Leben führt. Wird es mir mit meinen Kindern auch so ergehen oder werde ich alles anders machen, da man ja nicht so wie die Eltern leben möchte?

Nun, kann man sich für ein Leben bedanken, das nicht immer geradlinig verlief und das von einer chronischen Erkrankung geprägt ist? JA, das kann ich und möchte dies mit diesem Kapitel tun.

Gerne erinnere ich mich an meine gut behütete Kindheit, an Sonntage mit der Familie bei gemeinsamen Spaziergängen, gehüllt in „Sonntagskleidchen" mit weißen Kniestrümpfen und Lackschuhen. Meine Oma, Mama und ich sangen immer fröhliche Volkslieder.

Das Autowaschen mit meinem Vater am Flussufer der Queich, das heute Umweltschützer auf den Plan rufen würde. Die Autofahrten hoch zum Wald des Taubensuhl, der hoch genug liegt, um meinen durch einen chronischen Husten gebeutelten Bronchien wieder zum Durchatmen zu verhalfen.

Ich erinnere mich auch gut an die Nachmittagsbesuche mit Mama bei ihrer Freundin, die auch zwei Mädchen in meinem Alter hatte und nur dort konnte ich mich austoben, da wir in einem Mietshaus wohnten, wo das Schild „Betreten des Rasens" schon von weitem zu erkennen war. Schrecklich waren diese Jahre dort und die Ängste vor den „alten Hexen" im Haus, die mir immer drohten, sie würden mir mit der Schere die Ohren abschneiden.

Ganz unvergessen ist mir die Kindheit mit meiner Oma mütterlicherseits, bei der ich oft übernachten durfte, von der ich ein Stückchen Anpflanzbeet in ihrem Garten bekam und die mich ab und zu mit in den Urlaub in die Schweiz nahm. Meine Liebe zu ihr war innig. Doch sie wurde mir im Alter von 16 Jahren jäh genommen, nachdem sie auf der Heimreise von Italien einen Verkehrsunfall erlitten hatte. Heute noch erinnere ich mich genau an ihre Wohnung, an den gruseligen Keller (ehemaliger Bunkerkeller), die Fernsehabende mit selbst hergestelltem Eierlikör, die dicken Daunendecken, in denen ich restlos versank, die nach Lavendel duftende

Wäsche im Schrank und das Erlernen des Bügeln von Hemden. Eine wunderschöne, viel zu kurze Zeit!

Mein Vater arbeitete zu Beginn meiner Kleinkindjahre im Schichtdienst und ging nebenbei auf die Meisterschule. Daher bin ich trotz der französischen Herkunft meines Vaters nicht zweisprachig aufgewachsen, denn zum einen sah ich ihn wenig, zum anderen sprach meine Mutter kein Fran-zösisch und es war wichtig für ihn, die deutsche Sprache einwandfrei zu erlernen. Im zarten Alter zwischen 12 bis 14 Jahren weigerte ich mich permanent, da ich mit mir beschäftigt war und mich vor ihm schämte. Also lieber Papa, ich bin nicht schuld daran, dass ich kein Französisch spreche, die Lebensumstände gaben uns keine Möglich-keit.

Mein Bruder Patric kam im August 1971 auf die Welt. Das Wort Eifersucht zog in mein Leben ein, denn bis dato war ich die Num-mer Eins. Zuerst schreiend und die Hälfte meines Zimmers in Anspruch nehmend, worauf später die üblichen Geschwister-kämpfe um Spielsachen folgte. Ich hatte immer das Gefühl, er bekäme mehr Aufmerksamkeit als ich. Wir sind grundver-schieden, aber haben uns immer wieder berappelt in den vergangenen Jahren und mögen uns doch, auch wenn wir es bis heute mit dem anderen immer besser meinen. Das Geschwister sein hat uns letztendlich zusammenwachsen lassen, wir akzeptieren uns, und unsere Kinder wachsen zusammen auf.

Meine Jugend war rebellisch, da ich viele Dinge erst spät oder gar nicht machen durfte. Die Jugend ist rebellisch, heute wie damals. Es ist gut so, wie es ist, man muss erst als Heranwachsender seinen Weg finden. Ich war ein sensibles Kind und diese Sensibilität habe ich bis heute nicht ablegen können. Auch wenn ich diese Fassade hinter Frohsinn, Humor und Lachen verstecke. Die Erziehung meiner Eltern war geprägt von Anstand, Respekt und Benehmen. Wir Kinder gehorchten fast bedingungslos und begegneten unseren Mitmenschen dementsprechend. Diese Meinungsfreiheit und kameradschaftliche Erziehung, die unsere Kinder heute fast alle kennen, gab es zu unserer Zeit wenig. Die „besseren" Menschen sind wir auch nicht geworden. Aber wir hatten doch mehr Freiheit in der kindlichen Entwicklung und eine unbe-schwerte Kindheit mit erfolgreichen Aussichten für eine Schul- und Berufswahl. In den meisten Fällen.

Zurück zu meiner Jugend. Wie peinlich war es, als mein Papa mich sonntags direkt vor der Tanzschule abholte, anstatt um die Ecke zu parken. Meiner Tochter werde ich dies im nächsten Jahr nicht antun, denn diese Schmach steckt mir heute noch in den Knochen! Schminken war ein Thema für meine Mama oder vielmehr überhaupt kein Thema für sie. Also schminkten meine Freundinnen und ich uns heimlich in der Schülertoilette und die Diskussion ging dann erst nach der Schule los. Auch die gut gemeinten Pausenbrote mit Butter unter der Wurst konnte ich meiner Mutter nicht abgewöhnen. Mit den selbst gewählten Freunden konnte ich bei meinen Eltern nicht punkten, heute immer noch nicht. Hier stellt sich die Frage, ob ich entweder unter Geschmacksverirrung leide oder meine Eltern intolerant sind. Meine Eltern wollten eben immer „das Beste" für mich. Wir werden diese Frage nie lösen zur Zufriedenheit des einen, der beiden oder für mich. Also liebe Eltern, lasst uns keine Zeit mit unnötiger Eigensinnigkeit verschwenden!

Noch heute bin ich ihr „KIND". Habt ihr denn nicht gemerkt, dass ich 45 Jahre alt bin, selbstständig, selbstbewusst, eigenverantwortlich, zwei tolle, gut erzogene Kinder habe, mit Geld umgehen kann, erfolgreich im Beruf war, ein Buch geschrieben habe, intelligent, bei vielen beliebt, hilfsbereit,

20

streitsüchtig in Maßen, einen guten Ge-
schmack habe, belesen bin, die Welt bereist
habe und so vieles mehr?

All dies, liebe Mama und Papa habe ich von
euch vererbt und mit auf den Lebensweg
bekommen. Ihr habt doch etwas Tolles aus
mir gemacht, voller Liebe, Entbehrungen
und Einsatz.

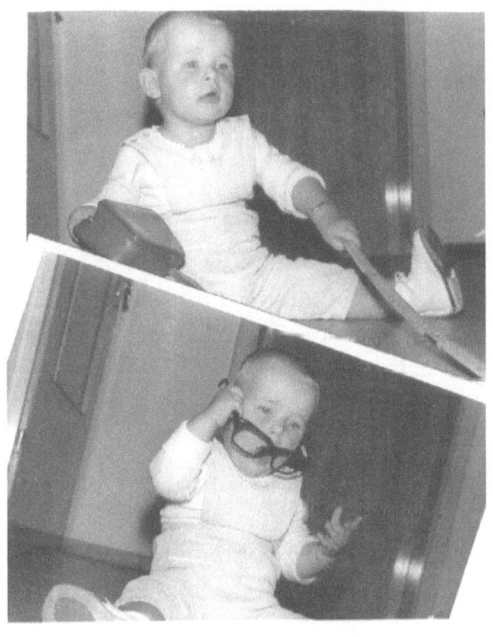

1966

„Ich bin nicht krank!?"

Wie oft muss ich mir anhören: „Ach, ich habe gehört, sie sind krank?" oder „Bist du wieder krank wegen der MS?" oder „Du musst unbedingt kürzer treten, du weißt doch, dass du krank bist!" oder „Sie sind erkrankt an MS, nicht wahr, da sitzt man irgendwann im Rollstuhl?"

Sarkastisch würde ich so gerne mal antworten: „Krank nicht, aber ich fühle mich etwas unpässlich! Manchmal, aber immer öfters."

Brennend hat es mich interessiert, was die Google-Maschine mir bei der Eingabe von Gesundheit und Krankheit ausspucken wird. Hier ein paar Auszüge, über die ich mir den Kopf zerbreche:

Gesundheit
Krankheit definiert sich oft im Gegensatz zu Gesundheit. Diese wird meist als idealer Zustand optimalen Wohlbefindens darge-stellt und somit wäre eine mögliche Ursache einer Krankheit eine mangelnde Gesundheit. Die Übergänge zwischen Gesundheit und Krankheit sind fließend je nach Sichtweise der Betroffenen.
Die normale Funktion des Menschen, die Gesundheit, ergibt sich durch die Regel-

mäßigkeit der Lebensvorgänge. Aber auch hier variieren die Beurteilungen jedes einzelnen Menschen.
(Wikipedia:
*de.wikipedia.org/wiki/**Gesundheit**) 20.11.10*

Gesundheit ist laut WHO „ein Zustand des vollständigen körperlichen, geistigen und sozialen Wohlergehens und nicht nur das Fehlen von Krankheit oder Gebrechen."
Hurrelmann (Gesundheitswissenschaftler) definiert Gesundheit als:
„Zustand des objektiven und subjektiven Befindens einer Person, der gegeben ist, wenn diese Person sich in den physischen, psychischen und sozialen Bereichen ihrer Entwicklung im Einklang mit den eigenen Möglichkeiten und Zielvorstellungen und den jeweils gegebenen äußeren Lebensbedingungen befindet."
Bundesministerium für Bildung, Wissenschaft, Forschung: „Gesundheit wird als mehrdimensionales Phänomen verstanden und reicht über den „Zustand der Abwesenheit von Krankheit" hinaus."
(Wikipedia:
de.wikipedia.org/wiki/Gesundheit)

Krankheit
Als deren Funktionsstörung kann Krankheit verschiedene Bereiche lebendigen Seins betreffen und sich in Wechselwirkungen ent-

23

wickeln. Die Zuordnung von konkreten Erkrankungen zu definierten spezifischen Krankheitsidentitäten gilt als wichtig im Zusammenhang therapeutischer Bemühungen und administrativer und ökonomischer Rahmenbedingungen. Eine genauere Einteilung erlaubt die Internationale Klassifikation der Krankheiten (ICD-10) Eine an den bekannten oder vermuteten Ursachen orientierte Einteilung ist die in: Erbkrankheiten, Infektionskrankheiten, Unfälle, Vergiftungen, Degenerative Erkrankungen, Autoimmunkrankheiten, Tumore, Iatrogene Erkrankungen, Psychische Erkrankungen und Soziale Krankheiten. (Wikipedia: *de.wikipedia.org/wiki/**Krankheit**) 20.11.10*

Seit Jahrhunderten ist die Medizin bestrebt, den allgemeinen Begriff Krankheit eindeutig zu definieren und abzugrenzen. Dabei hat sie sich mit verschiedenartigen Krankheitsbildern und konkreten Erkrankungen auseinander zu setzen. Hat ein Mensch das Gefühl, „krank" zu sein, oder ist bei jemandem eine Krankheit bereits erkannt worden, spricht man in der Medizin von einem Patienten. Krankheit und Gesundheit sind „dynamische Prozesse". Der Körper ist ein komplexes Zusammenspiel aus Organen, Muskeln, Blutgefäßen und mehr. Durch die tägliche Nutzung und Umwelteinflüsse, aber auch durch erbliche Vorbelastung können Funktionen des Körpers gestört werden. Dies wird im Allgemeinen als Krankheit angesehen. (Wikipedia)

Eine Krankheit ist eine Störung der körperlichen, kognitiven, sozialen und/oder seelischen Funktionen, die die Leistungsfähigkeit oder das Wohlbefinden eines Lebewesens subjektiv oder intersubjektiv deutlich wahrnehmbar negativ beeinflusst oder eine solche Beeinflussung erwarten lässt. In diesem Umschreibungsversuch sind drei Ebenen angedeutet, die beim Menschen mit „Krankheit" bzw. „Kranksein" verbunden sind: der mehr oder weniger objektive, beobachtbare Tatbestand, das subjektive Befinden und das daraus folgende oder erwartete soziale Verhalten, das Krankheitsverhalten.

Auf der Buchmesse lernte ich den Autor Frank Albrecht kennen, der in seiner Infosammlung die Erkenntnisse von Louise L. Hay zitiert, die ich ihnen nicht vorenthalten möchte. Louise L. Hay ist der Meinung, dass wir unsere Krankheiten durch eigene falsche Gedankenmuster auslösen. Herr Albrecht (Bücher: „Es geht nur um Energie" und „Schmerz-Gedanken Lexikon") hat erkannt, dass die Gedanken des einen Menschen die Krankheiten des

anderen Menschen auslösen. Zusammengefasst bedeutet das:
1. Andere Menschen schwächen unser Immunsystem.
2. Unser geschwächtes Immunsystem kann angreifende Organismen nicht bekämpfen.
3. Die Organismen lösen die Krankheiten aus.
Diese Erkenntnisse regen in meinen Augen zum Nachdenken an! Letztere Erkenntnisse kann ich bestätigen.

Für mich bedeutet Gesundheit ein Leben bei optimalem organischen und psychischen Wohlbefinden, volle Beweglichkeit, Teilhabe am Leben wie Sport und sonstige Freizeitaktivitäten, uneingeschränkte Sinneswahr-nehmungen, Teilhabe an der Berufswelt, Lebensqualität und wenigstens vage Zukunftsplanungen. Kein Erwachen am Morgen mit Taubheitsgefühlen oder Sensibilitätsstörungen, einen vollen Geschmackssinn, um Speisen abzuschmecken oder überhaupt das Gericht zu erraten (zum Glück kann ich es sehen!), Erholung nach Schlaf und Ferien und nicht die ständige Erschöpfung (Fatigue), nur leichte seelische Verstimmungen und keine Depressionen, kein kaputtes Geschirr, Saunabesuche, sondern es bedeutet auch gehen soweit die Füße tragen, tanzen, springen und mit den Kindern Karussell fahren oder mit meinem Sohn Fußball spielen und mit meiner Tochter unbegrenzt shoppen gehen.

Selbstverständlich können nicht alle Eltern Karussell fahren und Fußball spielen, aber dies überhaupt nicht tun zu können oder nur begrenzt, ist ein riesiger Unterschied. Mich trifft es oft bis ins Mark, wenn meine Kinder sagen: „Andere Mütter gehen doch auch arbeiten!" oder „Die anderen müssen doch auch mittags nicht schlafen." Da komme ich mir sofort schuldig vor, keine gute Mutter zu sein. Nun könnte ich all die Dinge aufzählen, die andere Eltern gar nicht erst für ihre Kids tun würden und ich könnte die vielen Dinge erwähnen, die ich für meine Kinder mache. Dies wäre nicht fair und entspricht nicht meinen Vorstellungen. Solange ich viel für meine Zwei machen kann, werde ich dies tun und zwar mit Liebe und bestem Gewissen. Alles bedeuten sie mir und es ist eine Selbstverständlichkeit ohne etwas dafür zu verlangen oder ewige Dankbarkeit zu erwarten.

Ich kenne nur wenige Menschen, die in unserer heutigen Gesellschaft und Kultur in einem idealen Zustand des optimalen Wohlbefindens leben. In Zeiten der Frucht-säfte mit künstlichen Farbstoffen, der

Fertiggerichte und des Fastfood ist dies zweifelhaft. Diabetes und psychische Erkrankungen sind auf dem Vormarsch, die Vereinsamung der Menschen nimmt zu und in jedem Kinderzimmer steht ein PC. In zahllosen Stunden im Internet und bei PC-Spielen tauchen unsere Kinder in eine Welt ab, in der sie ihre Zeit oft alleine und ohne Freunde verbringen.

In unserer Gesellschaft ist es leider üblich, dass nur berufstätige Mütter akzeptiert werden und dass sich das ganze Leben nach materiellem Konsum ausrichtet. Dass beispielsweise in den Geschäften die Regale voller unnützer Lebensmittel wie Erdbeeren im Winter stehen, dass die Freizeitaktivitäten der Kinder durchorganisiert sind, Allein-gänge und kein Miteinander stattfinden, Plastikspielzeug die Kinderzimmer be-völkert, Elektronik für alle Lebenslagen existiert, und schon die Kleinsten unter Bewegungsmangel leiden.
Mein Sohn erzählte mir ganz fassungslos vor ein paar Wochen: „Stell dir vor, ein Junge in meiner Klasse war noch nie im Wald spa-zieren!“ So etwas kann ich mir überhaupt gar nicht vorstellen.

Dieser Zustand, wenn ich über die gegoogelte Passage „Gesundheit“ lese und vergleiche, ist doch wohl kein Idealzustand von optimalem Wohlbefinden in unserer heutigen Gesellschaft ?!

Eingestehen muss ich mir nun doch, dass ich krank bin. Meine Leistungsfähigkeit und mein Wohlbefinden sind in der körperlichen, kognitiven, sozialen und seelischen Funktion gestört. Ich bin negativ beeinflusst durch die Krankheit Multiple Sklerose, aber von diesem Satz geht viel negative Energie aus. Denn eigentlich begrenze ich die Zeiten am PC, auch die der Kinder, achte auf unsere Ernährung, sorge für Bewegung in der Natur, pflege soziale Kontakte, trinke statt Coca-Cola nur Wasser und besitze nur ein Handy. Oder bin ich doch nur der eingebildete Patient, den ich vor der Diagnosestellung suggeriert bekam? (siehe erstes Buch)

Und doch bin ich krank, denn die Gesundheit hat sich vor langer Zeit still und leise verabschiedet. Das optimale Wohlbefinden ist ein Wunschdenken, das in meinem Leben keinen Platz mehr hat. Aber seinen Illusionen nachhängen und so weitermachen wie vor der Diagnose, wäre Betrug in eigener Sache.

Zufrieden, sie haben richtig gehört, lehne ich mich zurück, lächle über mein lebenswertes Leben, über meinen Fensterputzer, die Zeiten morgens mit einer Freundin beim Frühstück, die schönen Kurzreisen nach Wien und ins Kloster Münsterschwarzach, über den Rehasport, den ich nach Lust und Laune machen kann, und darüber, einfach Dinge noch zu leben, die mir gut tun und mir Kraft und Freude schenken.

Positiv zu denken ist das Wichtigste für mich, mit Menschen beim Einkaufen oder auf der Straße ins Gespräch zu kommen, die neue Schule meines Sohnes im Elternbeirat zu unterstützen, anderen zuzuhören, immer für meine Kinder da zu sein, im Hier und Jetzt angekommen zu sein. Und das „Loslassen, was dir die Ruhe nimmt", da bin ich auf dem besten Weg. Viel bewusster lese ich Artikel über Menschen mit Beeinträchtigungen und mittellose Menschen. Wie sehr ich vom Leben belohnt wurde!

Unwichtig sind Tratschgespräche oder Streitigkeiten, ungerechte Behandlungen vom Vater meiner Kinder, Menschen, die meine Energie absorbieren, Vorschriften, wie ich mein Leben führen sollte und Berichte, was richtig und falsch ist. Ich weise solche negative Energie von mir und vertraue auf den Schutz unseres Herrgottes.

Im Internet bin ich auf folgende Zeilen gestoßen:

Wandere
der Sonne
entgegen
und du lässt
den Schatten
hinter dir.

Es geht mir gut! Ich bin heute unpässlich und morgen vielleicht etwas mehr oder auch weniger, aber immer öfters auch nicht! Die Sonne geht jeden Morgen wieder am Horizont auf und vielleicht wird es ein guter Tag.

Gegen die MS kann man nicht kämpfen!

Es hat mich unendliche Kraft und Energie gekostet, gegen meine Krankheit anzukämpfen. Wie sinnlos und verloren diese Zeit, die letzten Jahre und Monate waren.

Heute mache ich nur noch das, was mir gut tut und was ich noch kann. Es ist noch enorm viel, manch Gesunder wäre froh, dies alles noch tun zu „können".

Aber zuerst musste einfach die Zeit der Akzeptanz an einer unheilbaren Krankheit mit den 1000 Gesichtern durchlebt werden, dann der Versuch des hoffnungslosen Kampfes, um zu dem jetzigen Stadium zu gelangen. Ich habe das Ziel erreicht und bin zufrieden, manchmal auch glücklich.

Nur wenige in meiner Familie und Freunde verstehen, dass ich trotz der MS eine Zufriedenheit und Gelassenheit erreicht habe. Irgendwann stellte ich mich selber vor die Alternative: Entweder zerbrichst du an der MS oder du gehst mit neuen Ideen, Kraft und Lebenseinstellungen hervor. Das Zweite erschien mir doch der angenehmere und richtigere Weg!

Durch die Literatur über Lebenserfahrungen,

Glaube und Esoterik kam ich zu einem inneren Frieden und dem Ende eines Kampfes, der nur Frust und Kraftlosigkeit bedeutete.

Das Beenden der partnerschaftlichen Beziehung mit einem manisch-depressiven Menschen war eine große Befreiung. Auch der Aufenthalt im Kloster Münsterschwarzach brachte mich ein ganzes Stück weiter auf meinem Weg zu mir selbst. Ich bin sehnsüchtig nach diesem Ort der Ruhe und des Friedens, ein Ort der Stille und des Gebets. Das Gespräch mit Pater Anselm Grün hat den Schalter in meinem Kopf so umgelegt, dass ich wusste, endlich den richtigen Weg zu finden.
Noch befinde ich mich auf der Suche, strauchle ab und zu, aber es ist ein Erfolg für mich, die Richtung zu wissen. Wir alle lernen unser ganzes Leben lang, durchleben Veränderungen und wachsen an neuen Impulsen. Ab und zu innezuhalten, fällt dem Menschen schwer, da die Hektik der Zeit und der Gesellschaft einen mitreißt. Umso wichtiger die Zeit des Innehaltens und die Frage nach seinem eigenen Weg. Leichter gesagt als getan. Auch die Lebensumstände sind nicht für alle die besten. Und nur das Gottvertrauen und die Liebe zum Göttlichen laut Dr. Murphy helfen einem Hartz-IV-Empfänger auch nicht weiter. Aber irgendwo

dazwischen gibt es für jeden eine Nische des Friedens, der Ruhe oder des Pausierens, die man ohne materielle Werte erreichen kann.

Das Erfolgsbuch von Dr. Murphy oder Bücher und Gedanken von Pater A. Grün geben mir immer wieder Impulse zum Nachdenken und stärken meinen Glauben an Gott. Ich weiß, dass er über mich seine schützende Hand hält, egal was ich tue, er urteilt nicht. Er ist der Einzige, der mich so nimmt, wie ich bin. Und dies gibt mir Frieden. Spricht mich frei von den Zwängen, die mir ansonsten auferlegt werden.

Die Grenzen meines Körpers zu akzeptieren, bereitet mir weniger Probleme, aber meine Mitmenschen können nicht mithalten. Oft sind sie von meiner ‚Eingeschränktheit‘ enttäuscht, wenn ich wieder einmal absage oder einen Abend als Erste und in ihren Augen viel zu früh verlasse. Das Wort Fatigue ist für sie ein Fremdwort, für mich sind es Tatsachen, die schnell meine Beine erlahmen und meinen Verstand und Gedanken zum Einschlafen überreden. Das Autofahren wird zur Herausforderung und kann zur Falle werden. Ich ziehe den Hut vor mir und erreiche von allen Anwesenden als erste das Himmelbett für meinen Schönheitsschlaf.
Ich bin von mir nicht mehr enttäuscht wie

früher, sondern stolz darüber zu mir und diesen Einschränkungen, die mir die MS jeden Tag auferlegt, zu stehen. Ich engagiere mich sehr in der neuen Schule meines Sohnes, weil es mir Spaß macht und mein Selbstbewusstsein stärkt. Heute noch nehme ich mir Zeit, E-Mails von Lesern zu beantworten und Telefonate mit gleichfalls Betroffenen zu führen. Auch die „Buchpflege" bedeutet immer noch Arbeit am PC. Die Kinder fordern mich jeden Tag aufs Neue, was mich bereichert. Denn sie helfen mir in dunklen Stunden der Depression weiterzugehen. Nicht aufzugeben. Den ungewissen, aber für mich richtigen Weg wieder einzuschlagen.

Den Weg zu mir, meinem Glauben und den Umgang mit der MS ohne Kampf. Ich bin Meister in Verwirklichung von eigenen Träumen und Wünschen, im Managen von Lebenskrisen und dem richtigen Umgang mit Make-up. Das muss mir erst mal jemand nachmachen!

Ich habe meine eigene Geschichte daraus gemacht!

Mein Name ist MS

Hallo! Heute möchte ich mich vorstellen, denen, die mich nur vom Hören und Sagen kennen.

Ich bin die MS, eine Abkürzung für Multiple Sklerose. Eine chronische Erkrankung des Zentralnervensystems, die meist in Schüben verläuft. Wenn ich gemein bin, dann schleiche ich mich durch das Leben des Betroffenen. Ich bin fies und unberechenbar. Stolz bin ich auf meinen lateinischen Namen: Encephalomyelitis disseminata. Auch nennt man mich die Krankheit mit den 1000 Gesichtern. Sie sehen, ich quäle gerne meine Erkrankten nicht mit liebevollen Tagen, sondern ich schlage gerne unerwartet zu. Das Piesacken liegt mir am Herzen.

Stolz bin ich, dass gegen mich noch kein

Kraut gewachsen ist. Auch weiß man nicht, woher ich komme. Sollen sich doch die Herren der Wissenschaft die Köpfe zerbrechen, umso mehr koste ich meine Situation aus. Ich komme aus einem Land der tausend Möglichkeiten. Mal plage ich mit Stolper-fallen, verschleiere den Blick und lege den Sehnerv lahm, verursache trübe Gedanken und Depressionen, lasse Beine und Arme erlahmen, um Ameisen durchzujagen, ver-salze die Suppen durch Verminderung der Geschmacksknospen, lulle den Tag in Kraftlosigkeit und Schläfrigkeit ein, bringe Gliedmaßen zum Erschlaffen oder Erzittern, lasse danebengreifen oder die Gegen-stände zu Boden fallen, der Harnblase beschere ich ein Eigenleben und damit manch peinliche Situation und das Liebesleben versuche ich zur Strecke zu bringen. Heimtückisch bin ich auch in Sachen Schmerzen und schlage gerne dann zu, wenn der Betroffene sich etwas vornimmt. Ich bin voller Pläne, doch der Erkrankte kann sein Leben kaum planen. Die Zukunft ist ungewiss, auch die wenigen Medikamente, die gegen mich eingesetzt werden. Nicht genug die vielfältigen Unzulänglichkeiten des planlosen Lebens, ich quäle mit Spritzen oder Infusionen. Ich binde jeden an einen bestimmten Rhythmus, beeinflusse Urlaube und das abendliche Ausgehen.

Hinterhältig schlage ich schubweise zu, verstärke bestehende Schäden oder füge neue hinzu. Ich greife die Myelinschicht an, bringe die Kabellandschaft durcheinander und kappe die Informationsflut. Viele, also multiple Stellen im Gehirn und Rückenmark greife ich an, verursache dort Entzündungsherde, die zu Vernarbungen bzw. Sklerosen führen. Für Wochen führe ich Leid zu und nehme jede Hoffnung. Dem Ganzen setze ich mit der Notwendigkeit eines Kortisoncocktails die Krone auf, der mit Nebenwirkungen nur so um sich schlägt. Normalität ist erst mal nicht angesagt.

Noch schlimmer kann ich hinterhältig sticheln, nur so, dass es der Betroffene kaum merkt, aber sich die Beschwerden in sein Leben kontinuierlich einschleichen. Er fühlt sich im Laufe der Zeit immer schlechter. Und dann gibt es Menschen, denen statte ich nur ab und zu einen Besuch ab und verschone sie lange Zeit ohne meine fiesen Anwandlungen.

Mein zerstörerisches Werk hat viele Ursachen, doch lasse ich die Wissenschaftler noch im Unklaren. Sie diskutieren, dass körpereigene Stoffe im Körper als fremd angesehen werden und deshalb vom Abwehrsystem angegriffen werden, es entsteht eine Autoimmunreaktion. Also mit

dieser Entdeckung landeten sie einen Voll-
treffer. Ich bin eine Autoimmunkrankheit.
Doch ansonsten haben sie nur vage
Vorstellungen, wie ich eventuell entstehen
kann und diskutieren über klimatische
Einflüsse, unterschiedliche geographische
Verteilung, Zivilisationseinflüsse, z.B.
Ernährung, Hygiene und industrielle
Entwicklung, genetische Gegebenheiten,
Virusinfektion im Kindesalter und Altersab-
hängigkeit. Ich werde sie noch einige Zeit im
Dunkeln lassen, denn die Industrie möchte ja
auch an mir verdienen.

Bei meiner ganzen Aggressivität und
Unberechenbarkeit verdamme ich aber doch
wenige in den Rollstuhl. Und alt wird man
mit mir genauso wie ohne mich. Anstecken
kann man sich mit mir ebenso wenig, bin ich
doch so etwas Besonderes!

Die Vererbung liegt mir auch nicht am
Herzen. Ich liebe die Frauen, besonders
jüngere und deswegen suche ich sie doppelt
so häufig heim wie Männer. Seit jüngster
Zeit ist bekannt, dass ich mich auch an
Kinder und Jugendliche wage.

Die Hitze ist mir zuwider, deswegen bewege
ich mich durch kühlere Zeitzonen und meide
den heißen Süden. Denn sonst erwärmt sich
mein Körper so rasch.

Die Ärzte ziehen mit Interferonen und seit neuestem auch mit Tysabri gegen mich in die Schlacht. Nur 30-35 % der ersten und ca. 60 % der zweiten Truppen können mich in Schach halten, der Rest der Armee zieht sich zurück und gibt kampflos auf. Im nächsten Jahr mobilisieren sie neue Armeen gegen mich, aber ich habe keine Angst, denn sie versprechen keine Elitetruppen zu werden.

Ich verändere den betroffenen Menschen oft in seiner Persönlichkeit und führe zu sozialen und menschlichen Verlusten. Auch zwinge ich ihn zum beruflichen Ausstieg oder verderbe seine Ausbildung.

Viele Gesichter habe ich als Krankheit mit 1000 Gesichtern - sie schmeicheln mir. Wer mit mir den Kampf aufnehmen will, nur zu. Wir werden sehen, wer siegt!??

Leicht und lässig durchs Leben gehen: „la Dolce Vita"

Wenn es dafür ein Rezept gäbe, würden es alle Menschen „nachkochen". Doch eigentlich ist es nicht schwer, lässig und beflügelt durchs Leben zu gehen, wenn wir es nur wollten.

Zum Glück leben meine Kinder und ich nur in einer 3-Zimmer-Wohnung, da kann ich manches auf den nächsten oder übernächsten Tag verschieben. Und wenn es ganz schlimm kommt, wenn der Dämon in meinem Nacken sitzt, gibt es ja noch die Tage der kommenden Woche. Nur das Bad und die Küche, die Wäsche und einen voll bestückten Kühlschrank, das setze ich mir immer zum Wochenziel.

Für die Kunst des Lebens oder wie die Italiener sagen, „la Dolce Vita", da haben wir Deutschen keinen ähnlich treffenden Ausdruck, kein Wort, das den Stress von uns abgleiten lässt, wenn wir es hören. Ja, uns Deutschen fehlt die Leichtigkeit, auch mal Fünfe gerade sein zu lassen. Perfekt und diszipliniert wie wir sind, muss der Alltag gut durchorganisiert sein. Auch der Schul- und Freizeitablauf unserer Kinder. Zum einen hat man zwar die Familie und den

Beruf im Griff, aber andererseits kommt der Spaß zu kurz. Dabei liegt es doch an jedem Einzelnen von uns, beides unter einen Hut zu bekommen.

Ich liebe mein Dolce Vita, denn es hat mir mehr Leichtigkeit gebracht, die ich für anderes einsetzen kann. Meine Mutter bewundere ich sehr für ihre Lebenskraft und ihr Durchhaltevermögen im Haushalt. Sie putzt ihre Fenster in einem Haus selbst, ich hingegen bezahle einen Fensterputzer dreimal im Jahr für meine Fenster. Aber es tut so gut "mein Dolce Vita" und schont meine schmerz geplagten Hände.

Immer habe ich ein schlechtes Gewissen bei meiner Mutter, denn sie hat mir ja ihr perfektes Arbeiten und Funktionieren vorgelebt. Doch der Dämon MS ist oft übermächtig, dann schüttle ich ihn lässig ab und lebe wie die Italiener. Wenigstens, was den Haushalt angeht.

Bei mir kann man nicht vom Boden essen, aber bei meiner Mutter schon eher. Bildlich gesprochen! Auch mobilisiert sie oft ihre Restkräfte trotz schmerzendem Knie und bekocht uns sonntags, näht kleine Dinge, die ich nicht mehr machen kann, und backt einen Kuchen für die Kinder.

An dieser Stelle, liebe Mama, danke ich dir für die vielen Kleinigkeiten, die du lässig schulterst.

Hast du auch dein Dolce Vita?

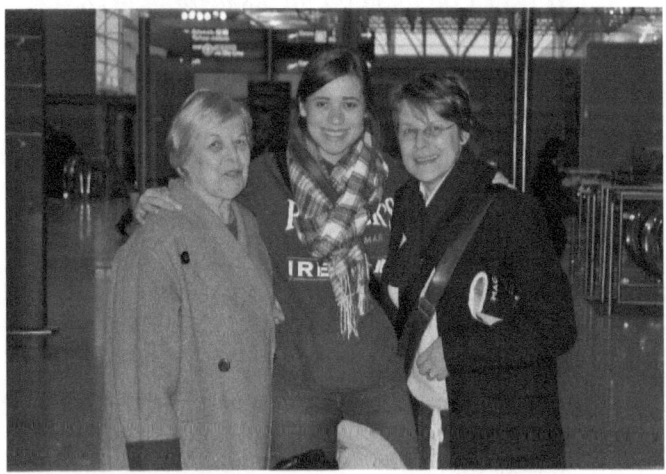

Drei Generationen:
meine Mama, meine Tochter, ich

April 2016

Depression

Der Rückzug, die gewählte Isolation,
jetzt ist sie da, die Depression.
Ich spüre, wie sie nach mir greift,
und meinen Körper so versteift.

Alles ist Stein, kann nichts mehr spüren,
will mich nie mehr von der Stelle rühren.
Die Tränen laufen, ganz von allein,
wie schön wäre es doch, tot zu sein.

Der Tod als Erlösung, so fühlt es sich an,
sie hat meine Seele in ihrem Bann.
Der Tag, die Sonne, die Freude, das Licht,
alles in diesem Schmerz zerbricht.

Dieses Gedicht las ich vor einiger Zeit auf der Homepage der DGBS, der Verfasser ist unbekannt.

Es beschreibt auch meine Gefühlswelt, wenn ich psychisch ganz unten bin. Bevor ich mit diesem Kapitel zu schreiben begann, dachte ich über meine Depressionen in meinem bisherigen Leben nach. Bin ich oder ist überhaupt ein Mensch empfänglicher für depressive Verstimmungen als andere?

Manche Situationen oder Ereignisse führen bei mir oder anderen Menschen eher oder heftiger zu depressiven Reaktionen. Sicherlich ist es so, wenn es um eine reaktive Depression geht (empfänglicher im Sinne von Sensibilität der Nerven bzw. Aktivität bestimmter Hirnregionen) oder in der Erfassung und Projektion von Situationen.

Die erste Depression, die mit Medikamenten und Psychotherapie bei mir behandelt wurde, hatte ich im Alter von 21 Jahren erlitten. Nach etwa einem dreiviertel Jahr war der Spuk vorbei.

Keine Depression im eigentlichen Sinn, aber massive depressive Verstimmungen hatte ich nach meiner ersten Fehlgeburt bis zu einem dreiviertel Jahr. Heute bin ich der Überzeugung, dass es eine mittelschwere Depression war, die man dringend hätte behandeln müssen.

Unter der Interferon-Therapie (Medikament zur Behandlung der MS) bekam ich, nach etwa einem Jahr der Einnahme, eine mittelschwere Depression. Die Umstände, die damals mein Leben bestimmten, waren geprägt von der Alleinerziehung meiner Kinder, vom Verlust des Arbeitsplatzes, den MS-Schüben und der finanziellen Notlage bzw. meiner ungeklärten Finanzsituation.

Meine persönliche Zukunft lag im Spannungsverhältnis zwischen der Entwicklung der MS, den Nebenwirkungen des Betaferon

(Spritzenmedikament) und den ständigen anwaltlichen Kämpfen um den Unterhalt der Kinder. Diese Situation nagte an meinen Nerven und zerriss mein ganzes Inneres. Ich kämpfte an allen Fronten und kam kaum einen Schritt weiter. Gerade, als ich die Rente genehmigt bekommen hatte und sich meine MS stabilisiert hatte, taten sich Probleme an anderer Stelle auf.

In dieser Zeit begann ich eine Psychotherapie, in der ich meine Ehe und die Krankheitsbewältigung aufarbeitete. Gleichzeitig nahm ich zwei Antidepressiva, um nachts ausreichend schlafen zu können und tagsüber zu funktionieren. Ich konsultierte zweieinhalb Jahre lang meine Psychotherapeutin, da ich noch eine weitere schwierige partnerschaftliche Beziehung eingegangen war. Erst in diesem Jahr beendete ich dieses Verhältnis.

In Folge dessen stürzte ich zu Beginn dieses Jahres in einen tiefen Abgrund, der mich erneut zur Therapie zwang und erst beim dritten Medikament stabilisierte sich meine Depression. Sehr knapp bin ich einer stationären Einweisung entgangen und auch die Hilfe meiner Eltern und Freunde schützten mich davor. Nach einigen Monaten fand ich auch wieder die Kraft, mit strammen Schritten an meinem Buch weiterzuschreiben, das ich bereits zu Beginn des

Jahres begonnen hatte.

Das Gedicht zu Beginn dieses Kapitels beschreibt tatsächlich meine Gefühle. Man fühlt nichts in dieser Zeit, es ist einem völlig egal, was um einen herum passiert. Nur mit größter Mühe konnte ich den Alltag und das Leben mit den Kindern regeln. Morgens war schon das Aufstehen eine Qual, gerne wäre ich liegen geblieben, um auf den Abend zu warten. Der Wunsch zu sterben war groß. Wenn ich es dann mit enormem Kraftaufwand doch geschafft hatte aufzustehen, versorgte ich die Kinder und verbrachte den Morgen mit dem Kampf, mich von Stuhl zu Stuhl wieder aufzuraffen, um wenigstens das Minimum zu erledigen. Mittags ging es mir erst nach dem Mittagsschlaf besser und doch sehnte ich mich nach dem Abend. Ich zog mich von allem und jedem zurück und übte gar keinen Sport mehr aus. Kleine Ziele wie der Klosterbesuch in Münsterschwarzach und unseren Urlaub auf Mallorca konnten mich nur sehr kurze Zeit aus dem Nebel der trüben Gedanken entreißen. Ich hätte nicht gedacht, dass ich im Herbst nach Wien fliegen könnte, denn fünf Wochen vorher hatte ich erneut eine schwere depressive Episode. Am liebsten wäre ich in die Klinik gegangen, aber wohin mit meinen Kindern? Das dritte Antidepressivum griff dann endlich und ich musste einmal in der Woche

einen Termin bei meiner Therapeutin wahr-
nehmen.

Es liegen nun zehn Monate Schwarz-Weiß-
Stimmungen, lähmende Situationen und
Bewältigungsarbeit hinter mir. Ich möchte es
gar nicht wagen zu sagen, ich habe es
geschafft. Doch habe ich mir einige kleine
Ziele für die kommenden Monate gesetzt wie
z.B. die Teilnahme an einer regionalen
Buchmesse, eine friedliche Adventszeit,
einen Klosterbesuch im Februar nächsten
Jahres und das Wichtigste, die Fertigstellung
meines Buches.
Keinen Tag möchte ich mehr zurück und die
letzten vier Jahre einer partnerschaftlichen
Beziehung nicht vergessen, da sie mich
dahin brachten, wo ich Anfang des Jahres
gelandet bin - nämlich an den Abgrund, denn
einen Fuß hatte ich schon ins Bodenlose gesetzt. Deswegen darf ich nicht vergessen und
lasse los, was mir die Ruhe nimmt (Zitat von
Pater Anselm Grün)!

Allgemeines, von mir zusammengefasst, aus
dem Heft „Wege aus dem Tief" der AMSEL
und der DMSG (www.dmsg.de) zum Verständnis für Nichtbetroffene, die besser
verstehen möchten:

Die unsichtbaren Symptome der MS stellen
eine große Belastung für den Erkrankten dar,

oft gekennzeichnet durch chronische Erschöpfung, mangelnde Aufmerksamkeit,
seelische Tiefs oder Gedächtnisschwierig-
keiten. Ein Gesunder kann dies kaum nach-
empfinden. Umso mehr gilt das Augenmerk
der Aufklärung über Depressionen, die eine
ernst zu nehmende, aber heilbare Krankheit
darstellen.

Der MS-Patient bleibt oft mit seinen
unsichtbaren Symptomen, wie eine
Depression, allein und zieht sich letztendlich
zurück. Auch die Trauer über verloren-
gegangene Fähigkeiten und die Angst vor
der ungewissen Zukunft spielen auf dem
Weg in die Vereinsamung eine bedeutende
Rolle. Darüber hinaus aber verursachen die
durch MS entstandenen hirnorganischen
Ver-änderungen den Erkrankten ernste
Probleme. Eine Depression gehört
unmittelbar zu den Problemverursachern.
Die Schwermut beein-trächtigt seelische und
körperliche Funk-tionen. Die biologische
Ursache von Depressionen besteht in einer
Funktions-störung bestimmter Botenstoffe
im Gehirn.
Depressive Menschen ermüden schnell, sie
haben Konzentrationsschwächen und
Probleme, sich etwas zu merken. Ausdauer
und Kraft lassen nach, Entscheidungen fallen
sehr schwer und das Urteilsvermögen ist
eingeschränkt. Pessimismus, Schwarz-Weiß-

Denken, Hilf- und Hoffnungslosigkeit bestimmen das Leben des depressiven Menschen. Er zieht sich von seiner Familie und dem Freundeskreis zurück, zeigt keine Interessen mehr und das Leben erscheint ihm sinnlos und leer. Schlafstörungen sind oft die ersten Anzeichen, ebenso wie andauernde Appetitlosigkeit. Rund 60 Prozent aller depressiven Menschen leiden darüber hinaus unter körperlichen Beschwerden und Schmerzen, vor allem Rücken- und Kopfschmerzen, Magenbeschwerden, Verdauungs- und Herzproblemen und sexuellem Desinteresse. Mindestens vier verschiedene definierte Symptome über mindestens zwei Wochen kennzeichnen eine Depression.

Die Ursachen der Depression sind vielfältig. Risikofaktoren sind beispielsweise: körperliche Erkrankungen (z.B. hirnorganische Erkrankungen, Tumore), Medikamente (z.B. Kortison, Interferone, Hormonpräparate), chronische Krankheiten, Depressionen in der Familie, Pflegebedürftigkeit, chronische Überforderung und Dauerstress, wenige positive, aber viele negative Erfahrungen, starre oder wenig flexible Grundeinstellungen, überhöhte Ansprüche, verzerrte Gedankenwelt, Drogen und Alkohol.

Multiple Sklerose begünstigt in 50 Prozent der Fälle die Entstehung einer schweren Depression, nimmt man die weniger schweren Depressionen hinzu, steigt das Risiko auf erschreckende 70 Prozent.

Ein gesunder Mensch kann in der Regel seine Zukunft durch sein Handeln und sein körperliches Gesundsein beeinflussen. Ein an MS Erkrankter hat dagegen einen völlig unvorhersehbaren Verlauf seiner Zukunft. Wenn die Krankheit fortschreitet, neue Symptome auftreten oder bestehende sich verschlimmern und zusätzlich ein Arbeitsplatzverlust, Verrentung, Abwendung eines Partners oder der Freunde hinzukommen, verschärft sich die Situation. Diese einschneidenden Verluste führen häufig bei MS-Patienten zu reaktiven Depressionen. Organische Depressionen sind eine Folge von MS-Entzündungsherden im Gehirn. Auch unvermittelt auftretende Depressionen können durch Nebenwirkungen von Medikamenten z.B. Interferone oder Kortison auftreten.

Da die Depression bei MS nicht leicht zu diagnostizieren ist, da typische MS-Symptome, wie Fatigue, Konzentrationsschwäche und körperliche Beschwerden auch bei einer Depression vorkommen, sollte man umgehend seinen Neurologen konsultieren. Unbedingt muss ärztliche Hilfe in Anspruch genommen werden, wenn zu den genannten Punkten noch Selbsttötungsgedanken, Arbeits- und Leistungsunfähigkeit im Beruf und/ oder Haushalt dazukommen.

Eine Depression kann heute gut behandelt und geheilt werden. Therapiemöglichkeiten sind Psychotherapie, kognitive Verhaltenstherapie und die interpersonelle Psychotherapie. Sie braucht Zeit und die aktive Mitarbeit des Patienten. Unterstützt wird sie durch spezielle Medikamente, die Antidepressiva, die heutzutage nicht mehr abhängig machen. Sie greifen in die Stoffwechselvorgänge des Gehirns ein und verbessern dadurch die Weiterleitung von Reizen. Moderne Antidepressiva machen nicht süchtig und schränken das Reaktionsvermögen nicht ein. Sie können über Monate oder Jahre eingenommen werden.

Die Heilung einer Depression kann jeder einzelne Patient aktiv unterstützen: im Rahmen seiner Möglichkeiten durch Bewegung und sportliche Aktivitäten, Spaziergänge an der Luft. Ein täglicher Stundenplan, den sie führen und befolgen, zeigt ihnen, was sie zu stark fordert und hilft ihnen, diese Belastungen gezielt zu vermeiden. Halten sie Kontakt zu ihren Mitmenschen, belohnen sie sich selbst für die kleinsten Erfolge, haben sie Geduld mit sich, ernähren sie sich ausgewogen und erproben sie verschiedene Entspannungstechniken.

Natürlich sind diese unterstützenden Maßnahmen in meinen Augen erst möglich, wenn man durch Medikamente und Psychotherapie die erste Stabilität erfährt oder noch rechtzeitig die ersten sich anbahnenden Symptome einer Depression erkennt. So erging es mir mit meiner jetzigen Depression, zuerst erhielt ich Medikamente und begann eine Psychotherapie, um mir überhaupt selbst wieder etwas zuzutrauen, und dann hangelte ich mich mit viel Selbstliebe und Geduld aus dem seelischen Tief. Denn wenn ein Mensch am Abgrund steht, will er sich nicht bewegen oder achtet gar nicht auf seine Mitmenschen oder Ernährung. Es ist ihm schlichtweg egal, besser gesagt, er hat gar keine Kraft dazu!

Ich würde mir für mich und meine Leidensgenossen wünschen, dass man über Depressionen transparenter und öffentlicher sprechen würde. Sie sollten endlich salonfähig werden in unserer Gesellschaft.

Ist es nicht erschreckend, dass schon Kinder an Depressionen erkranken und wir verschließen immer noch die Augen?

Brunnen

Gestern gab der Rosengrund nach
und ich stürzte zu den pechschwarzen
Astern
das Fallen war abschiedsschmerzhaft
doch vom Brunnenrand sprachen weise
Frauen zu mir
sie riefen, ich müsse den Seitenausgang
finden
es werde bald Winter.

Birgit Heid

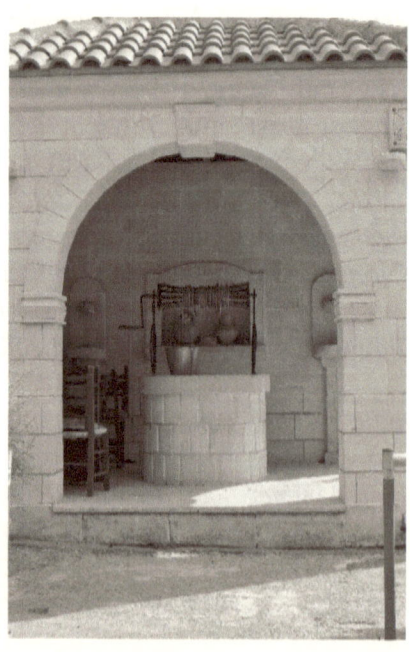

Kurs mit Pater Anselm Grün: „Du bist ein Segen!"

An einem Wochenende im Juni war es endlich soweit, mein lang ersehnter Wunsch ging in Erfüllung: ein Seminar bei Pater Anselm Grün im Kloster Münsterschwarzach.

Genau zum richtigen Zeitpunkt in meinem Leben. Denn ich war an einem Punkt angekommen , an dem ich erkannte, etwas ändern zu müssen. Ich war ausgelaugt vom Alltag, von den Sorgen bezüglich des monatelangen Rechtstreites um den Kindesunterhalt und von der Unfähigkeit, mir Annehmlichkeiten und Wohltaten zu gönnen. Nur die zahlreichen E-Mails und Gespräche von Leserinnen und Lesern meines ersten Buches sowie meine Familie, Kinder und Freunde ließen mich diese Zeit überstehen.

Während der Vorbereitung auf den Klosteraufenthalt war nicht die Lebensplanung gefragt, die in meinen Augen immer noch unplanbar ist, sondern es waren die drei Tage meiner Abwesenheit, gut zu organisieren. Meine Kinder fuhren schon zwei Tage vorher in ihre geplante Freizeit und ich konnte mich mental und mit Ausschlafen auf „meine" Reise vorbereiten.
Da vom Kurs niemand in der Nähe wohnte

und die Zugfahrt aufgrund der umständlichen Verbindungen zu einer zeitaufwändigen Reise geworden wäre, fuhr ich alleine mit meinem schwarzen Flitzer freitags am späten Morgen Richtung Würzburg. Da mir schon nach knapp hundert Kilometer bei Heilbronn die Augen zufielen, machte ich eine Kaffeepause und noch zwei weitere Verschnaufpausen. Früher ohne MS undenkbar bei 220 km, die hätte ich locker auf einer Backe abgesessen!

Müde und neugierig auf das Bevorstehende, kam ich in Münsterschwarzach an. Der erste Blick auf das Städtchen mit dem großen Kloster war imposant, überwältigend die Gegend und der Eindruck von Ruhe. Da ich unter den ersten Teilnehmern zum Einchecken war, konnte ich mir ein schönes ruhiges Zimmer aussuchen. Dann machte ich mich auf den Weg, „anzukommen" und mein bisheriges Leben für drei Tage hinter mir zu lassen.

Mit meiner Kamera zog ich ein wenig in die nähere Umgebung, erzielte tolle Fotos und entspannte mich gemütlich bei einem Eiskaffee mit Blick auf die Klosterkirche. Abends nach der Messe und dem gemeinsamen Abendessen begrüßte uns Pater Anselm Grün im Seminarraum. Welch unbeschreiblicher Augenblick! Nicht in

Worte zu fassen, welche Aura diesen Menschen umgibt, wie viel Ruhe und Frieden in mich geströmt sind.

Zu einer gleichaltrigen Frau aus dem Kurs, fand ich gleich einen angenehmen Kontakt, wir waren uns auf Anhieb sympathisch und so verbrachten wir die drei Tage in der Freizeit miteinander. Nach einem Besuch im gemütlichen Biergarten bei lauen Sommertemperaturen schlief ich selig ein, nur mit Unterbrechung des Glockengeläuts um 5.00 Uhr und 6.15 Uhr, die das Gebet für die Mönche und „Freiwillige" ankündigen.

Am Samstag ging das Seminar im Gruppenraum weiter. Pater Anselm berichtete aus seinem Leben und von Begegnungen mit anderen Menschen. Er sprach folgende Sätze und Worte zu uns:

Der Mensch kann nur nehmen, wenn er auch geben kann…

Der Benachteiligte wird oft kämpferisch, aber der Bevorzugte scheitert auch oft, da er in der Welt nicht immer bevorzugt wird …

'In meiner Begrenztheit und mit Demut kann ich sagen, ich bin ein Segen für andere …

Loslassen, was nicht gut tut! ...

Das Segnen wird durch das Kreuzzeichen ausgesprochen …

Fluchworte nicht an die Kinder weitergeben wie z.B. morgens vor der Schule: „Beeil dich, trödle nicht immer, …"

Die Kinder können dann nicht aufgehen in ihrem Wesen, nicht erblühen. Sie erhalten Schutz von uns, wenn wir sie in den Arm nehmen und einen Segen aussprechen …
Wenn sich jemand nicht annehmen kann, projiziert er es auf einen anderen, er ist aber dadurch zerrissen. Er ist nicht eins mit sich. Konflikte haben eine Macht, die einen verunsichern und ein schlechtes Gewissen machen. Diese Konflikte darf man nicht weiterführen. Durch das Segnen kann man sich vom anderen distanzieren. Der innere Segen bedeutet, dass der andere in Frieden mit sich kommen soll. Aber man darf sich nicht über ihn stellen, sondern neben ihn ...
Vergebung bedeutet eine Befreiung von negativer Energie, d.h. was mein Gegenüber mir antut im negativen Sinn. Ich lasse es beim anderen, denn wenn ich nicht vergebe, bin ich noch gebundener an ihn ...`

Es fanden auch Gruppenarbeiten statt, und der Abend endete mit einer gemeinsamen Eucharistiefeier. Zwischendurch konnte ich ein kurzes Einzelgespräch mit dem Pater führen, das mir sicher noch sehr lange in Erinnerung bleiben wird.

An diesem Abend fanden Andrea und ich nach unserem Spaziergang keinen Platz im Biergarten. So kauften wir uns in der Klosterküche ein Altbier, wohlgemerkt das erste in meinem Leben, und suchten uns ein nettes Plätzchen im Klostergarten. Wie in Teenagerzeiten lachten und redeten wir über Gott und die Welt. Leicht beschwipst fiel ich müde ins Bett und habe keine Kirchenglocken in dieser Nacht gehört.

Am Sonntag nach der Messe, die wir mit den Mönchen im Chor direkt feierten (ansonsten besuchten viele noch um 12.00 Uhr und 18.00 Uhr die Andachten), fand eine zweistündige Abschlussrunde im Seminarraum statt. Pater Anselm sprach Segenswünsche aus, ein Gebärdentanz ließ uns die Erlebnisse verinnerlichen, und Pater Anselm erläuterte die Segenstage im täglichen Leben und Stationen im Jahreskreis. Das Fest Heilige Dreikönige heißt, dass Christus das Haus segnen möge. Am 3. Februar erhält der Gläubige in der Kirche den Blasiussegen, ein Segen für den Erhalt der Gesundheit. Das Aschekreuz am Aschermittwoch bedeutet, wir stellen uns unserer Wahrheit, wir werden gereinigt. Am 15. August werden die Kräuter, die Gläubige mit in die Kirche bringen, gesegnet. Es symbolisiert die Erneuerung des Lebens.

Pater Anselm erläuterte uns das Segnen. Wer am Ende wollte, konnte den Kursteilnehmer segnen, der ihm in den zwei Tagen näher gekommen war. Segnen bedeutet, die Angst ausschalten, eine Entlastung für den Menschen und man kann aktive positive Energie senden. Wie weiter oben erwähnt, haben Konflikte Macht, man wird unsicher und hat ein schlechtes Gewissen. Aber diesen Konflikt darf man nicht weiterlaufen lassen. Durch das Segnen kann man sich vom anderen distanzieren. Durch Hand auflegen oder das Kreuzzeichen, spreche ich im Stillen den Segen über einen Menschen. Auch die Sehnsucht nach Geborgenheit, nach einem Zeichen der Liebe Gottes und die Hoffnung auf seinen Schutz, drücken sich in dem Wunsch nach einem Segen aus.

Viel zu schnell näherte sich nun das Ende nach einem letzten gemeinsamen Mittagessen und es hieß Kofferpacken und Abschied nehmen. Nicht nur von dieser friedlichen Welt, sondern auch von netten Menschen.

Ich ging am Ende alleine nochmals mit meinem Gepäck den Weg, den ich am Freitag genommen hatte vom Zimmer durch die Gänge des Klosters, an der Kirche vorbei und durch die Klosterpforte in die Welt hinaus. Selig, glücklich und gestärkt, fuhr ich wieder zu meinen Kindern und nach Landau zurück.

Schnell holte mich der Alltag ein, aber

innerlich gestärkt und mit großer Ruhe und Gelassenheit begegnete ich ihm. Noch intensiver fühle ich mich im Glauben bestärkt, der mich meine Erkrankung friedlicher erdulden lässt. Ich muss dafür nicht jeden Sonntag in die Kirche gehen, auch im Stillen lässt sich der Glaube zu Gott erleben und die Bücher von Pater Anselm sind mir ein ständiger Wegbegleiter. Jeden Morgen segne ich im Stillen meine Kinder. Sie stehen unter Gottes Schutz auf ihrem Schulweg und ihren täglichen Anforderungen. Sie sind ein Segen für mich!

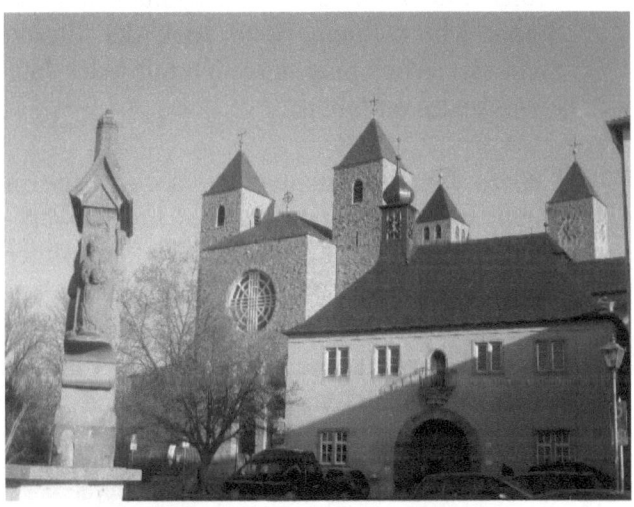

Kloster Münsterschwarzach

In der Planung liegt die Würze

Im Januar entschloss ich mich spontan, unseren Sommerurlaub zu buchen und zwar Mallorca. Im Fernsehen tobten sich die Reiseveranstalter mit Wettbewerbsangeboten aus und auch in den Schaufenstern der Reisebüros wurde mit Frühbucherrabatten geworben.

Meine Tochter darf jedes Jahr mit meinen Eltern auf einen 5-Sterne-Campingplatz inklusive Reitstall, Hallen- und Freibad ins Münstertal verreisen. Welch Glücksfall für Sarah. Mit meinem Sohn Joel, der Pferde nicht sonderlich mag, lasse ich mir jedes Jahr etwas neues einfallen.

Letztes Jahr verbrachten wir sechs Tage in einem wunderschönen Gasthof im Schwarzwald umgeben von Natur pur, absoluter Ruhe und etwas älterem Publikum. Joel genoss nicht nur meine uneingeschränkte Aufmerksamkeit, auch durch seinen Charme wurde er auch vom Personal und dem Ehepaar des Gasthofes am Ende unseres Urlaubes fast adoptiert. Für mich war schon die Anreise von 2,5 Stunden eine Wohltat und die Ruhe sowie das allabendliche 4-Gang-Menü waren der Genuss pur. Jeden Tag unternahmen wir etwas, wie Schwimmen, eine „Wanderung" auf dem

Feldberg, Grottenbesichtigung, je nach Wetter und je nach meinem Wohlbefinden oder besser gesagt dem der MS.

Nun dieses Jahr sollte es Mallorca sein, denn ich kenne die Insel recht gut und vertrage das Klima, trotz heißer Temperaturen im Sommer und meiner Erkrankung, optimal.

Die erste Reise nach Mallorca war mit meinen zwei Kindern 2001. Nichtsahnend von meiner MS mutete ich mir unmenschliche Flugzeiten zu, das Hotel war zwar nobel, aber zu weit vom Meer entfernt und ein befreundetes Paar mit Kindern, das uns begleitete, betrieb den ganzen Tag Ehekrieg vom Feinsten.

Das zweite Mal flog ich mit einer Freundin hin. Zwar hatte ich ein paar Tage vorher einen schlimmen Schub und bekam am Abflugtag noch morgens die letzte Kortisoninfusion, aber es war bis heute mein schönster Urlaub auf dieser Insel. Die Hitze war in Deutschland unerträglich, aber auf Mallorca mit ständiger Meeresbrise und Hotelklimaanlage zu ertragen. Außerdem erholte ich mich sehr schnell, konnte jeden Abend etwas weiter gehen und der fröhliche Austausch und die vielen Gespräche mit Ilona taten meiner Seele gut. Wir haben in diesem Urlaub niemanden kennengelernt, keine Ausflüge unternommen wegen meiner verminderten Gehfähigkeit, keine Discos, nur Faulenzen im Schatten, Schwimmen im Meer, gutes Essen und jeden Abend gemütliches Verweilen in einer Taverne am Meer. Ich war super erholt nach diesen neun Tagen und die Schubsymptome waren am Abnehmen. Nur an den Flugzeiten musste ich noch etwas ändern d.h. nur buchen, wenn ich tagsüber fliegen kann und nicht mitten in der Nacht.

Der dritte Mallorca-Urlaub war mit einem Freund, die Flugzeiten waren katastrophal und von Frankfurt aus anstatt von Baden-Baden. Gesehen habe ich dieses Mal mehr von der Insel, aber in bipolaren Wechselbädern durch meinen Partner.

Nun dieses Jahr am 13. Juli werden mein Sohn und ich für elf Tage nach Palma de Mallorca fliegen. Da ich schon im Januar buchte, konnte ich mir bequem den Abflugort und die Flugzeiten heraussuchen. Da mir ein Tag vorher noch Tysabri infundiert wird, ist die gewählte Abflugzeit um die Mittagszeit ideal. Der Transfer zum Hotel ist nur etwa eine Stunde. Es wird ein kleineres Hotel sein, Zimmer mit Klimaanlage und Dachterrasse, nur eine kurze Wegstrecke zum Strand. Da ich dieses Mal keine Spritzen im Gepäck habe, entfallen die spanischen Zollpapiere und die Kühltasche. Erwartungsvoll mobilisieren wir unsere letzten Kräfte für die wenigen Wochen vor den Sommerferien nach einem langen, arbeitsreichen Schuljahr!

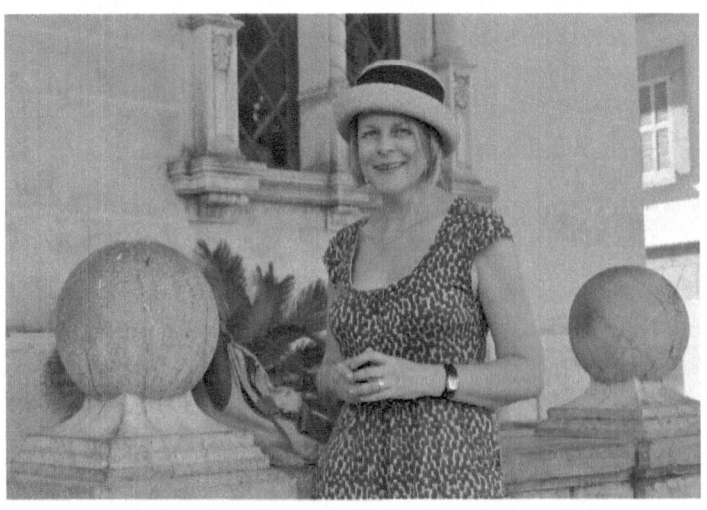

Mallorca

Gedanken

Oft werde ich gefragt, wie ich das Erlebte und den Kampf mit den Alltagssorgen aushalte. Nicht nach meiner Erkrankung wird gefragt, nein, nach meinem Leben wird gefragt. Es stimmt, dass ich seit ich mein Buch letztes Jahr geschrieben habe, den Kampf gegen die MS aufgegeben habe. Nicht, weil ich keine Kämpfernatur mehr bin, sondern ich habe erkannt, dass der Kampf einem nur Kraft und Zeit kostet. Die muss und möchte ich anders nutzen. Viele Bücher habe ich in den letzten Monaten gelesen über Glauben, Spiritualität, wie ich mit dem Leben und Veränderungen besser umgehen kann, Verhaltensbücher, Beziehungen, positive Energien u.v.m.

Meine Erkrankung ist nicht mehr der Mittelpunkt in meinem Leben, auch wenn es Situationen gibt, in denen sich die MS immer wieder in den Vordergrund zu drängen versucht.

Es ist heiß draußen und ich erledigte schon vieles im Haushalt in den frühen Morgenstunden. Ich laufe unschlüssig in der Wohnung umher, frage mich, ob ich das Auto oder das Fahrrad nehme, setze einen Fuß vor den anderen, bis das linke Bein nachgibt. Auch so können Entscheidungen getroffen werden.

Die Hitze dieses Sommers machte mir zum ersten Mal in meiner MS-Laufbahn deutlich, dass nichts mehr so ist wie früher. Wie ein Dämon sitzt die MS morgens schon auf der Bettkante. Nach einer nervenschmerzreichen Nacht und etlichen Kühlbeuteln, schwinge ich mich wenig galant aus dem Bett, eher wie ein lahmer Esel. Bevor die Hitze noch unerträglicher wird, schnappe ich mit wenig Elan meinen Stock und die Einkaufstasche, in meinen Augen erledige ich schnell die Einkäufe und zurück in die abgedunkelten Räume. Dieses Dasein fristen doch nur Vergessene, frage ich mich. Wie wird es einmal sein, wenn die Kinder nicht mehr bei mir wohnen? Dann werden es einsame Tage geben. Schon wieder sitzt der Dämon mir im Nacken.
Die Mediziner nennen dieses ganze Desaster: Uthoff-Phänomen. Na prima! Hier folgt die Erklärung: Zunahme von Symptomen nach körperlicher Anstrengung bei äußerer Erwärmung oder Erhöhung der Körpertemperatur.

Übrigens habe ich meinem Freund, dem Stock (viele Leser erinnern sich vielleicht an ein Kapitel im ersten Buch?) einen Namen gegeben. Getauft wurde er ohne kirchlichen

Segen nur im Stillen ohne großen Pomp, auf den Namen Paulchen. Hätte ich noch einen Sohn, würde ich ihn Paul nennen, nun muss der Stock dran glauben. Paulchen und ich oder ich und Paulchen, für immer und ewig, oder ab und an.

In Mallorca hockte ich entkräftet von der Hitze und vom Herumlaufen am Trottoir wie ein Bittsteller, den Stock vor mir oder aufgestützt. Es gibt wenige beschämende Augenblicke wegen Paulchen, denn zu groß ist die Not, wenn ich lahme und mir andere Menschen ihre Hilfe anbieten. Ein Busfahrer in Ca ′n Picafort gewöhnte sich schnell an meine absurde Angewohnheit, nur eine Haltestelle mitzufahren. Doch den Fußweg ins Zentrum schaffte ich nur einmal, zurück erlahmte ich schnell und wollte mein Schicksal nicht herausfordern.

Auch größere Ausflüge und riesige Gebäude meide ich bei solchen körperlichen Gegebenheiten. Dazu kommen verhexte Toiletten, die nie dort zu finden sind, wo sie eigentlich gebraucht werden.

An jeden einzelnen Sturz in den letzten zwei Jahren kann ich mich erinnern. Es ist nicht der Schreck oder die Scham am Boden zu liegen, nein, es macht mir deutlich, wie meine körperlichen Einschränkungen sich in mein

Dasein bzw. Alltag, einschleichen. Und doch hindert es mich nicht daran, ohne Angst zu laufen, eher bereiten mir die nicht vorhandenen Vorrichtungen zum Hochziehen Kopfzerbrechen, sollte ich wieder einmal am Boden liegen und allein unterwegs sein.

Einer positiveren oder freundlicheren Einstellung zu meinen körperlichen Einschränkungen kann ich nur mit Gelassenheit und Humor begegnen, so nehme ich es mir immer wieder vor. Doch wie gelingt mir dies? Ich kann meinen Körper nicht immer einschätzen. Tränen übernehmen die Oberhand und die Kehle ist wie zugeschnürt. Unbesonnener und voller Tatendrang ist das Leben nun nicht mehr. Neidvolle Blicke werfe ich auf meine Mitmenschen. Doch tauschen möchte ich auch nicht. Nur der Teufel lässt sich aufs Tauschen ein, der Dämon sitzt nur im Nacken.

An den Tagen mit Paulchen ist meine Behinderung sichtbar wie ein Stigma. Ich fühle mich unwohl in meiner Haut, habe den Eindruck, „anders" angesehen zu werden. Ich empfinde eine Apathie gegen fremde Menschen, diese „Starrer" oder ihre verstohlenen Blicke. Zum Glück kann ich keine Gedanken lesen. Humor könnte jetzt helfen, er hat mich verlassen …

Die größte Ignoranz, die ich selbst begehe, ist die Vermeidung von Ruhepausen. Noch geht es ein Stückchen, nur noch um die letzte Ecke, noch schnell dies und jenes erledigen. Die Quittung folgt sogleich. Aber es ist nicht mein Ding, kurz vorm Ziel aufzugeben oder umzukehren. Auch jetzt sitze ich um 2.27 Uhr vorm PC, getrieben noch schnell die letzten Gedanken niederzuschreiben.

Es sind die Starken im Leben,
die unter Tränen lachen,
ihr eigenes Leben verbergen
um andere glücklich zu machen.

Mit den Augen meiner Kinder

Viele E-Mails erreichten mich von Töchtern, deren Mütter oder Väter von der Krankheit Multiple Sklerose betroffen sind. Ich antwortete ihnen aus der Sicht einer Betroffenen und als Mutter.
Was in den Köpfen meiner zwei Kinder vorgeht, kann ich nur erahnen.

Betroffen machen mich die Worte über die Leiden und Ängste der Töchter, die mir schrieben. Ihre schmerzhafte Beobachtung über das Anderssein ihrer Mütter oder Väter, ihre Hoffnungen und Tiefschläge konnte ich beim Lesen fast hautnah spüren. Es macht mich sehr traurig, nur meine Erfahrungen, Empfindungen und Hoffnungen beschreiben zu können. In solchen Situationen merkt man, dass jeder für sich alleine mit dem Dämon in Form der MS zu Recht kommen muss; der Betroffene mit seinen körperlichen Einschränkungen, Verlustängsten und manch seelischem Leid, welche diese Krankheit mit sich bringen und die Kinder und Partner, Eltern und Freunde, die nicht betroffen, aber zutiefst getroffen sind, müssen lernen, die Krankheit anzunehmen und jeweils mit ihr umzugehen.
Meine zwei Kinder kannten mich als Energiebündel, als Mutter, die alles konnte

und leistete. Als ich damals, während meiner neuerlichen Berufstätigkeit, die Diagnose erhielt, waren meine Tochter neun Jahre und mein Sohn fünf Jahre alt.

Einigermaßen kindgerecht, wenn dies überhaupt möglich ist, versuchte ich, den Kindern die Krankheit zu erklären. Aber ich war selbst verstört und weinte viel. Erst nach Tagen und Wochen konnte ich mit meinen zwei Kleinen über die MS und die Veränderungen, wie z.B. die Spritzentherapie und meine körperlichen Einschränkungen, sprechen. Meine Freundin Katja lieh mir das Buch „Benjamin – meine Mama ist besonders", aus dem Baumhaus Verlag aus, in dem zwei Kinder und ihre Mutter in derselben Situation waren, wie wir. Es wurde die Krankheit MS erklärt, einfache Dinge über die möglichen Auswirkungen der MS, Untersuchungen und Klinikaufenthalte besprochen, ebenso die Nebenwirkungen der Medikamente. Joel, wissbegierig wie er ist, habe ich das Buch vorgelesen und seine Fragen beantwortet. Sarah hat dieses Buch bis zum heutigen Tag nicht angerührt, die Fragen kamen mit der Zeit und dosiert. Sie wollte so wenig wie möglich darüber wissen. Sie hofft heute, dass die jetzige Therapie anspricht und ich so lange wie möglich, stabil bleibe.

Sarah, gesundheitlich instabil durch ihre Asthmaerkrankung und die Folgen von vier Hüftoperationen, war seelisch durchgeschüttelt von dem Auszug aus unserem gemeinsamen Haus, dem Verlust ihrer väterlichen Bezugsperson, von meiner neuen Lebenssituation als MTLA im Schichtdienst, von ihrem Ganztags-Schulbesuch und letztendlich der hellhörigen Mietwohnung, in der man nur schleichen und unauffällig leben durfte.

Joel musste von heute auf morgen den Ganztagskindergarten besuchen, nachdem er die einschneidende familiäre Umstellung und die mangelnde Zeit, die mir durch die Berufstätigkeit und die plötzlichen Diagnosestellung blieb, noch nicht einmal richtig verarbeitet hatte. Ich war selbst im Ausnahmezustand, musste den Teufelspakt mit der MS verarbeiten, die Kündigung in der Probezeit aufgrund der Diagnose und die Nebenwirkungen der Interferone.

Was haben wohl da meine Kinder empfunden? Sie waren oft ängstlich, ich konnte es ihnen in den Augen und Gesichtern ansehen. Wenn ich mich schon machtlos fühlte, wie machtlos haben sich meine zwei Lieben nur gefühlt! Ihre Ängste äußerten sie bei jedem Schub erneut, und es waren ja nicht wenige Schübe.

Auch aus finanzieller Sicht war die Zukunft oft ungewiss. Das Wort Sparen war ständig präsent. Nach der Entlassung wegen eines schweren Schubs musste ich für sieben-einhalb Wochen in die Reha-Klinik nach Bad Buchau. Da nicht genügend Geld zur Verfügung stand und die Entfernung zwei-hundert Kilometer betrug, konnte ich meine Kinder während der ganzen Zeit nicht sehen. Zwar wusste ich sie bei meinen Eltern in den besten und liebevollsten Händen, aber dennoch war es nicht nur für mich eine Horrorzeit.

Im November 2009 hatte ich nach vielen milderen Schüben wieder einen Schub, bei dem ich nicht mehr laufen und überhaupt nichts mehr zu Hause erledigen konnte. Die Kinder gingen morgens in die Schule, und ich wurde von meinem Neurologen direkt ins Pfalzklinikum überwiesen, ohne dass ich zu Hause noch meine Wäsche packen konnte. Ich musste beide Schulen meiner Kinder in-formieren, damit sie nach Schulende zu ihrer Oma gingen, da ich bereits stationär in der Klinik lag. Es war sicher ein Schock für sie, die Meldung von der Lehrerin zu erhalten. Während meiner vielen Klinikaufenthalte kam nur mein Papa mit Joel zu Besuch ans Krankenbett, mein Sohn braucht dann die Gewissheit, mich zu sehen, und die Gewissheit, dass es mir „gut" geht. Meine Sarah blieb dann immer bei meiner Mama, sie kann so besser mit der Situation und ihren Gefühlen umgehen. Ich spürte ihren Hass am Telefon nicht gegen mich, sondern gegen diese so unberechenbare Krankheit. Sie hat Angst vor der Zukunft und vor dem ungewissen Verlauf, was die MS noch mit mir vorhaben könnte. Beide Kinder haben so ihren Weg für sich gefunden, mit ihren Gefühlen und den daraus resultierenden Lebensumständen umzugehen. Beides respektiere ich und ich bin traurig, ihnen das nicht ersparen zu können.

Nach meinen Empfindungen sind sie zu schnell „erwachsen" geworden. Auch wenn ich in den „gesunden" Zeiten immer für sie da bin und viel mit ihnen unternehme. Ich weiß auch, dass sie sich dieselben Fragen stellen, wie die Töchter, die mir geschrieben haben. Warum geht meine Mama nicht arbeiten, wie jede allein erziehende Mutter heutzutage? Wann kommt der nächste Schub? Wird meine Mama mal nicht mehr laufen können? Wie geht es dann mit uns weiter? Hilft ihr die jetzige Therapie? Wird sie wieder gesund? Warum ist sie oft müde und muss schlafen? Muss ich mich später um sie kümmern, damit sie nicht so allein ist? Braucht sie meine ständige Hilfe? Warum kann nicht wieder alles so sein wie früher? Wie kann ich ihr nur helfen?

Kindgerechte Gespräche über die Erkrankung fruchten nur selten. Denn was
beide Kinder sehen, muss nicht noch in der
Theorie erklärt werden.

Joel ist ein kleiner Klammeraffe, der mich
gerne für sich alleine hat und die Urlaube mit
mir in vollen Zügen genießt. Er ist jetzt nach
dem Schulwechsel im letzten Herbst
selbstständiger geworden und sucht sich
seinen Weg als „kleiner" Mann. Er möchte
bei mir wohnen, bis ER seine Rente
bekommt. Da lache ich herzlich, denn dann
würde ich mindestens hundertdrei Jahre alt
werden. Oder er richtet mir eine Wohnung in
seinem späteren Haus ein, damit ich die
Kartoffeln für das Mittagessen schälen kann.

Sarah ist meine „kleine Schnecke" (…aus
einem Kinderbuch) trotz ihrer fünfzehn
Jahre, für die ich bei Ärzten kämpfe wie eine
Löwin. Sie möchte in die große weite Welt
hinaus, nach dem Abitur studieren und so
weit als möglich weg von diesem spießigen
Landau. Sie ähnelt mir sehr und sie wird in
manchen Lebenssituationen sicher so einiges
einstecken müssen, wie ich. Aber ziel-
bewusst und erfolgreich zu sein, sind auch
Werte im Leben. Sarah umarmt mich oft und
sagt mir, dass sie mich lieb hat, aber ich
werde sie später vermutlich nicht oft zu
Gesicht bekommen. Zu groß sind ihr Frei-

heitsdrang und die Neugierde auf fremde Länder und Menschen.

Trotz unseres Alltags mit der MS und den Schwierigkeiten, meine Ausfallszeiten zu organisieren und durchzustehen, arrangieren wir uns mit „ihr", und lassen uns nicht unterkriegen. Wir haben uns lieb und sind für einander da – jeder auf seine Art!

Endlich auf Mallorca!

Nichts kann uns mehr aufhalten. Die Koffer sind gepackt und Tysabri ist in meinen Venen. Relaxt verbringen mein Sohn und ich die letzte Nacht in Landau, schlafen aus, frühstücken ausgiebig und schon geht es ab zum Flughafen Baden-Baden. Ein Bekannter von mir fährt uns hin, somit ist das Autoproblem auch gelöst.

Am Flughafen stoßen meine Freundin Jutta und ihre Tochter zu uns, denn sie haben vor drei Wochen im selben Hotel nach gebucht. Gelassen trinken wir Kaffee, denn die Maschine hat eine Stunde Verspätung. Da ich wieder einmal zu früh am Flughafen war, zum einen um einen Sitzplatz vorne im Flugzeug zu bekommen und zum anderen, weil lieber zu früh als zu spät. So bin ich nun einmal! Die Leser meines ersten Buches wissen schon, dass ich an Klaustrophobie leide und dies nicht nur in der Röhre bei MRT-Untersuchungen, sondern auch in Fahrstühlen und Flugzeugen. Außer einem Sitzplatz vorne in der Maschine (was mir ja im eigentlichen Sinne nicht hilft, wenn die Türen einmal geschlossen sind!) brauche ich noch ein Beruhigungsmittel. Ich stehe zu diesen Ängsten, denn sonst käme ich nicht vom Fleck. Die Medikamente gehören zur Ausnahme.

Ohne weitere Verzögerungen landen wir gegen 17.30 Uhr in Palma. Wie am Schnürchen verläuft die Gepäckausgabe und der Transferbus bringt uns nach nur 75 Minuten nach Ca `n Picafort im östlichen Teil der Insel. Wie im Katalog versprochen, liegt das Hotel in unmittelbarer Nähe des Meeres und unsere Zimmer befinden sich tatsächlich im 5. Stock mit Dachterrasse. Ein Ausblick, der einem den Atem nimmt. Endlich sind wir angekommen, nicht nur am Urlaubsort, sondern bei uns, dem Abstreifen der Alltagssorgen und der Hektik.

Wie so oft in solchen Touristenhotels ist der Ablauf der „Essensausgabe" durchorganisiert. Wir werden in die späte Schicht eingeteilt, d.h. wir haben von 19.30 Uhr bis 20.30 Uhr Essenspflicht, ob Hunger oder nicht, und in nur einer Stunde schafften wir die Vorspeisen, Hauptgerichte und die Desserts. Das Resultat ist ein aufgeblähter Bauch und Bewegungsbedarf. Nach zwei Tagen unternehmen wir den Versuch, mit einem Trick in die erste Schicht zu gelangen. Jutta versuchte es mit meinem nicht vorhandenen Diabetes und prompt hatte der Kellner doch die gleiche Stoffwechselerkrankung und somit kein Verständnis, nur gut gemeinte Ratschläge über den Umgang mit dieser Krankheit.

Die Nächte sind lau bis heiß und so verbringen wir die Abende mit Bummeln in den Ort hinein, Einkaufsorgien meiner Freundin, Gesprächen, kleinen Veranstaltungen oder ich allein gemütlich mit einem Buch auf unserer Dachterrasse. Mein Sohn geht dann schlafen und ich genieße die Ruhe und das Alleinsein.

Entweder zu zweit oder zu viert verbringen wir den Morgen am Strand, Joel beim Buddeln von Burgen und Gräben, ich tapfer unterm Sonnenschirm, da die Temperaturen die 40-Grad-Grenze überschreiten. Nur mit etwas Abkühlung im lauwarmen Meer kann ich das Strandleben aushalten. In der Mittagszeit ziehen Joel und ich uns, wie die Einheimischen, ins Kühle des Hotels zurück, nicht ohne auf dem Rückweg jeden Tag ein Croissant und ein Baguette mitzunehmen. Jutta und Elena brutzeln am Strand, ohne Sonnenbrand zu bekommen, was mir heute noch ein Rätsel ist. Sie sind am Ende des Urlaubs wie Joel braun gebrannt und ich fahre mit einer vornehmen Blässe nach Hause. Aber schubfrei und endlich wieder symptomfrei ohne Stock.

Aber nicht nur faul am Strand liegen wir in den elf Tagen Aufenthalt, sondern wir erkunden die Insel mit Bus und Schiff. Es ist für mich sehr anstrengend bei diesen Temperaturen, unterbrochen von ständigen Verschnaufpausen, viel Trinken und Suchen von verhexten Toilettenhäuschen. Der kräftezehrendste Ausflug führt zur Halbinsel Formentor, den wir aber mit klimatisiertem Reisebus und Reiseleitung gebucht haben. Die steil abfallenden Felsen ins Meer und die grandiose Berglandschaft lassen mich teils die Strapaze vergessen. Mit dem Schiff geht es von der Bucht Cala Pi de la Posada zurück zum Hafen von Pollenca. Statt mit den anderen zurück ins Hotel zu fahren, steigen wir unterwegs in Alcúdia aus. Mittelalterliche begehbare Stadtmauern, eine reizvolle Pfarrkirche, enge Gassen und alte Häuser laden zum Verweilen ein. Doch nirgends Schatten, meine Beine erlahmen und Paulchen, mein Stock, ist auch keine richtige Stütze mehr. Bevor wir den sonntäglichen Wochenmarkt „leer" kaufen, genießen wir ein schmackhaftes verspätetes Mittagessen im Schatten. Pizza und mallorquinische Küche schmeicheln unserem Gaumen.

Ein absolutes Muss für mich ist ein Besuch im Städtchen Artà. Schon von weitem erblickt man die mächtige Wehrkirche, darüber sichtbar die Zinnen der Burg. Sanft steigen die Straßen zum Stadthügel vorbei an schmucken Häusern und dem Rathaus, dann die Terrasse mit der Wehrkirche und steil hinauf zur Burg auf dem Kalvarienberg. Auch an diesem Tag ist es sehr heiß und die ersten Schritte werden zur Herausforderung. Dienstag ist Markttag und somit bieten sich viele Sitzgelegenheiten und Verschnauf- pausen beim Kauf von speziellen Geschenken an den Marktständen. Bei jedem Mallorca Urlaub nehme ich mir in Artà handgefertigte Keramikfliesen mit, eine Be- lohnung für diesen anstrengenden Ausflug. Zum x-ten Mal in den letzten Jahren klettere ich mit Joel über die mit Zypressen flankierte Treppe zum Stadthügel mit Burg hoch. Jutta und Elena haben uns schon lange überholt, denn nicht nur ich brauche einen Cappuccino unterwegs, auch Joel schlürft genüsslich eine Tasse Schokolade. Zum großen Ärger erlischt der Akku meines Fotoapparats auf der Treppe und der spätere Kauf eines neuen Akkus stellt sich als wahre Herausforderung an die deutsche, englische und spanische Sprache heraus.

Mit vielen neuen Eindrücken und erholt, außer mir, treten wir traurig den Heimflug morgens um 8.30 Uhr an. Bei Sonne starten wir, bei Regen landen wir in Baden-Baden. Schön war es in jeglicher Hinsicht.
Sicher fragen sich einige Leser, warum ich nicht erholt war. Nun, Discobesuche und lange Nächte waren nicht schuld daran. Auch mein Sohn war so ausgeglichen und

beschäftigt, dass ich viel lesen und faulenzen konnte. MS-Betroffene kennen sicher dieses Phänomen, das mir die Ärzte bis heute nicht richtig erklären können. Früher profitierte ich noch Wochen von der Erholung, heute nur wenige Tage. Kaum zu Hause werde ich schneller müde, die Fatigue begrüßt mich an der Wohnungstür. Der Dämon sitzt aber nicht nur daheim an der Bettkante, auch auf Mallorca lauert er. Trotz heißen Temperaturen vertrage ich das balearische Klima besser, Ruhepausen brauche ich selbstverständlich auch dort. In den Nächten konnte ich schwer einschlafen, das tobende Meer strapazierte mein schwaches Nervensystem und trotzdem sprang ich mit Elan morgens aus dem Bett. Zu Hause ein Unding. Ich verzichte darauf, nach Antworten zu suchen, die ich nicht bekommen werde. Akzeptiere die Gegebenheiten und freue mich auf den nächsten Urlaub.

Wenn ich die Augen schließe, höre ich das Meer rauschen, schmecke das Salz auf meinen Lippen und spüre den Sand zwischen meinen Zehen. Das sind die wahren Glücksmomente in meinem Leben, ich ruhe dann in mir selbst und bin eins mit mir.

Meine Dauertherapie Tysabri

Bei der Multiplen Sklerose handelt es sich um eine Autoimmunerkrankung, bei der körpereigene Immunzellen, die weißen Blutzellen (Leukozyten), fehlgesteuert die Schutzhüllen von Nervenfasern (Myelinscheiden) angreifen und zerstören. Der Angriff auf die Myelinscheiden der Nerven wird dadurch möglich, dass es den fehlgeleiteten Immunzellen gelingt, die Blut-Hirn-Schranke, die natürliche Schutzbarriere des Gehirns, zu durchwandern. Im Gehirn angekommen, lösen die Immunzellen verschiedene Mechanismen aus, dadurch kommt es zu den MS-typischen Entzündungen im Gehirn und Rückenmark und zu einer dauerhaften Schädigung der Nervenzellen. Als Folge davon werden Signale nur noch unvollständig oder gar nicht weitergeleitet. MS-typische Symptome wie z.B. Seh-, Gang- oder Empfindungsstörungen und auch schwere Behinderungen, treten auf.

Tysabri (Wirkstoff: Natalizumab) wirkt direkt an dem Ort, an dem die fehlgesteuerten Immunzellen aus dem Blutkreislauf, in dem sie sich normalerweise befinden, in das Gehirn übertreten (Blut-Hirn-Schranke). Es verhindert, dass diese Immunzellen überhaupt erst in das Gehirn und Rückenmark gelangen und dort Entzündungen verursachen.

Natalizumab ist ein Antikörper gegen Integrine, die auf der Oberfläche der Leukozyten (Immunzellen) vorkommen. Die Leukozyten können mit Hilfe der Integrine an der Gefäßwand der Blut-Hirn-Schranke andocken und danach ins Gehirn übertreten. Diese Integrine werden durch den Antikörper Natalizumab blockiert, die Immunzellen bleiben im Blutgefäßsystem und verursachen somit keine Entzündungsherde.

Tysabri ist als Monotherapie zur Behandlung der hochaktiven schubförmig remittierenden MS zugelassen und gehört zur Eskalationstherapie. Denn grundsätzlich gilt: **Die MS schläft nie!**
… und kann auch in symptomfreien Zeiten aktiv sein. Ein Schub ist also sozusagen nur die Spitze des Eisbergs.

Ziel der Tysabri-Therapie ist, das Auftreten von Schüben zu vermeiden. Während der Behandlung wird in der Regel alle sechs Monate eine MRT-Aufnahme gemacht, um aktive Läsionen (Entzündungsherde) und Vernarbungen nachzuweisen, den Krankheitsverlauf zeitlich zu beurteilen, die Krankheitsaktivität und den Erfolg der Therapie. Eine MRT-Aufnahme kann neue,

„stumme" Läsionen aufzeigen, die man als Patient sonst nicht bemerkt. Außerdem muss der Patient wegen der Möglichkeit an einer PML (progressive multifokalen Leukenzephalopathie) zu erkranken, überwacht werden. Die PML ist eine schwere Gehirninfektion und führt zu einer Funktionsstörung im Zentralnervensystem (ZNS) innerhalb von Tagen und ist zu Beginn schwierig von einem MS-Schub abzugrenzen.

Tysabri wird regelmäßig als Infusion alle vier Wochen verabreicht. Vier Wochen sind schnell vorbei und die Tatsache, dass das Medikament immer regelmäßig, wenn möglich am selben Tag, gegeben werden muss, greift immens in den Alltag und sonstige Planungen, wie Urlaub ein.

Die ersten drei Infusionen bekam ich im Klinikum Ludwigshafen, die erste sogar stationär. Zum Glück können die weiteren Infusionen ambulant durchgeführt werden. Einen Tag vorher gehe ich zur Blutabnahme zum Hausarzt, um das Blutbild und das C-reaktive Protein bestimmen zulassen und alle drei Monate zusätzlich die Leberwerte. Gefaxt werden die Ergebnisse dann ins Pfalzklinikum.

Mein Infusionstag ist ein Dienstag und gegen

9.00 Uhr fährt mich mein Papa ins Pfalzklinikum in Klingenmünster, unweit von Landau. Es ist mittlerweile Routine und so betrete ich die Station Neuro 1, in der Tasche eine Flasche Wasser, ein Buch, die Zeitung und einen Schokoriegel. Immer das gleiche Muster. Frau Dausch, die Chefsekretärin von Chefarzt Herr Pfeiffer begrüßt mich herzlich, fast fühlt man sich wie zu Hause. Alles ist vorbereitet und dann muss ich noch ein Arztgespräch mit OA Dr. Fritz führen. Hier kann ich immer all meine Fragen loswerden, denn irgendetwas beschäftigt mich permanent. Auch ist er verpflichtet, ein Protokoll zu führen, gerade wegen besagter PML. Anschließend steht mir nicht die Welt offen, aber der Konferenzraum. Gemütlich breite ich meine mitgebrachten Sachen aus, der Blutdruck und der Puls werden gemessen und eine Nadel bzw. Zugang wird gelegt. Alle Ärzte hatten schon das Vergnügen und keiner schaffte es beim ersten Versuch. Mittlerweile habe ich so schlechte Venen genauer gesagt, sie sind so zerstochen, dass es für mich zur Tortur wird. Endlich angedockt, tropft das Tysabri in meine Armvene und ich werde die nächsten zwei Stunden mit Lesen ver-bringen, einen kleinen Plausch mit Schwestern oder Pflegern halten, je nachdem wer vorbei kommt. Die Krönung ist ein Kännchen Kaffee von der Stationshilfe, eine Seele von

Mensch. Nachdem auch die Kochsalzlösung durchgelaufen ist, werden nochmals Blutdruck und Puls gemessen und Dr. Fritz gibt seinen Segen. Ich bin entlassen nach etwa dreieinhalb Stunden. Schnell Handy raus und meine Mama anrufen zum Abholen, dann zusammenpacken, und nix wie weg.
Ach, gehen vier Wochen so schnell vorbei!

Viele Leser wissen aus meinem ersten Buch, dass ich eine enorme Angst vor dieser Infusionstherapie hatte, hauptsächlich vor der gefürchteten PML und der kurzen Zulassung dieser Monotherapie. Aber nachdem ich mich damals doch entschlossen hatte, fiel die Angst allmählich von mir ab und ich stehe zu meiner Entscheidung. Sie bestärkt mich, denn ich bin seit dieser Zeit schubfrei. Zwar war ich im August stationär im Pfalzklinikum wegen einem angeblichen Schub und bekam eine dreitägige Kortison- stoßtherapie, doch im Nachhinein war es eine Verschlechterung der MS.

„Die MS schläft eben doch nicht!"

Wien und das schöne Wort „Baba"

Mein erstes Buch ins Ausland verkaufte ich nach Wien und lernte somit Andrea kennen, die ebenso an MS erkrankt ist und ein Jahr jünger ist als ich. Per E-Mail entwickelte sich eine virtuelle Freundschaft, die wir im Oktober diesen Jahres durch unser persönliches Kennenlernen auf österreichischem Boden vertieften. Im Mai buchte ich schon einen Flug, der beinahe durch einen Schub meinerseits im August und meiner Depression, die sich anschließend zuspitzte, scheiterte. Aber mit viel Willenskraft, Medikamenten und Therapie schleppte ich mich in den Oktober.

Montag, den 11. Oktober:

Nachdem das Navigationssystem im Auto meines Vaters uns zum zweiten Mal an die gleiche Stelle im Elsass lotste, entschieden wir uns doch die alt herkömmliche Landkarte zu benutzen. Kurz vor Schalterschließung der Fluglinie Air Berlin kamen wir mit überhöhter Geschwindigkeit im Flughafen Baden-Airport an. Eingecheckt hatte ich von zu Hause per PC, denn wie jeder Leser inzwischen weiß, leide ich an Klaustrophobie und nur eine viertel Tablette Beruhigungsmittel und Sitzen in der ersten

Reihe, können mich zum Fliegen bewegen. Eine Tasse Kaffee mit Papa war gerade noch zeitlich drin und schon saß ich im Flieger. Drei Tage Wien lagen vor mir und das Kennenlernen von Andrea.

Ankunft Wien gegen 20.30 Uhr. Schnell das Gepäck abholen und durch den Zoll. War ich aufgeregt! Die Schiebetüren öffneten sich und ich stand nach einem Jahr des Austauschs von Mails und Fotos glücklich und gerührt vor Andrea. Wir fielen uns in die Arme und konnten es beide nicht glauben. Ihr Lebensgefährte war auch mitgekommen, von ihm hatte sie mir auch schon viel geschrieben. Zu dritt fuhren wir nach Wien, vorbei an manchen Sehenswürdigkeiten, zum Hotel „Ekazent" im 13. Bezirk in unmittelbarer Nähe von Schloss Schönbrunn. Ein kleiner Absacker in der Hotelbar und ein erstes Kennenlernen. Wir verabredeten uns für den nächsten Tag. Andrea verabschiedete sich mit „Baba" und ich denke: „Was will sie denn jetzt mit meinem Papa??"

Dienstag, den 12. Oktober:

Andrea holte mich nach dem Frühstück ab, zeigte mir den Weg per Bus in ihre Wohnung und schon ging es auf Entdeckungsreise. Vorher fragte ich sie noch, was sie mir wegen meinem Papa sagen wollte. Sie lachte, denn Baba heißt auf Wienerisch „Tschüss", wenn man jemanden gut kennt oder mag. Nun lachten wir um die Wette und das Wort „Baba" ließ mich von nun an nicht mehr los.

Wenn man mich kennt, weiß man, wie ungeduldig ich bin. Möchte gerne am ersten Tag alles sehen und kennenlernen. An diesem Tag marschierten wir, noch ausgeruht, durch den Schönbrunner Park, zur Gloriette, dann hinab zum Schloss bei strahlendem Sonnenschein, vorbei am Neptunbrunnen, an dem Jahrzehnte vorher Kaiser Franz Joseph seiner Sissi seine Liebe gestand. Kitschig, aber ich liebe die „Sissi"-Filme!

Andrea und ich besichtigten das Schloss, aber die kleine Runde. Wir wussten ja, dass wir noch vieles vorhatten und beide nur begrenzte Gehkapazitäten frei haben. Der Park und das Schloss sind riesengroß und so ließen unsere Kräfte nach, die wir bei einem Topfenstrudel und einem großen Braunen auftankten. Voller Tatendrang nahmen wir die Metro in den Bezirk 1 zur Karlskirche. Eine wunderschöne barocke Kirche mit Turm und beeindruckender Kuppel. Meiner Höhenangst zum Trotz kaufte ich zwei Tickets zum Turm, nicht ahnend, dass der Aufzug gläsern ist, damit man schön nach allen Seiten ins Kircheninnere sehen kann. Als Höhenangstgeplagte verbrachte ich die Fahrt in gebückter Haltung mit Blick zum Boden. Angekommen auf der Plattform in 35m Höhe sank ich auf einen Stuhl neben einer jungen englisch sprechenden Frau, die genauso drein blickte wie ich. Willkommen im Club. Ich ließ Andrea mit Fotoapparat die weiteren 35 m per Treppe alleine gehen. Man soll ja bekanntlich sein Glück nicht über-strapazieren.

Nach diesem kräftezehrenden Erlebnis, für jede von uns beiden auf ihre Weise, kehrten wir den Sehenswürdigkeiten für diesen Tag den Rücken. Aber einen großen Braunen in einem typischen Wiener Café im 16. Bezirk brauchten wir doch noch. Ich kaufte mir im Supermarkt mein Abendessen, das ich später geduscht im Schlafanzug im Hotelbett vertilgte. Dabei sah ich fern. Dinge, die ich bei meinen Kindern nie erlauben würde. Aber Spaß hat es doch gemacht und ich hoffe, sie werden sich nicht immer an meine Anweisungen halten.

Mittwoch, den 13. Oktober:

Heute trafen wir uns an der U-Bahn, da Andrea noch einen Notartermin hatte. Nun ging es wieder in den 1. Bezirk. Ein langer Besichtigungstag stand uns bevor, denn jetzt war auch Andrea unersättlich. Pflicht in

Wien ist der Stephansdom. Da ich ihn schon kannte, besichtigten wir das Kircheninnere nur kurz. Dann einmal drum herum, hatte ihn dann wirklich von allen Seiten fotografiert! Wir machten einen Abstecher in ein modernes, nobles Teehaus mit Verkaufsräumen. Ich kaufte Tee und Espresso für meine Lieben zu Hause.

Die Fiaker ließen wir links liegen, denn wir suchten nun die Kapuzinerkirche mit der Kaisergruft. Nach etlichen Fehlschlägen, da Andrea keine gute Orientierung hat und ich nicht so schnell mit dem Kartenlesen nachkam, standen wir unerwartet vor der Kirche. Zum Reingehen hatten wir nun keine Lust mehr und noch weniger dazu 9 € zu bezahlen, um Särge anzuschauen, die setzten wir dann doch lieber im ältesten Kaffeehaus, dem „Hawelka", um. Selbstgebackener Kuchen, Kaffee und ein unbeschreibliches Flair, das eine dringende Patina bräuchte, erwartete uns. Man muss es gesehen und erlebt haben. Grandios!

Etwas gestärkt, aber mit müden Beinen ging es zur Hofburg. An der Augustinerkirche konnten wir ohne schlechtes Gewissen nicht vorbei, also ein kurzer Blick ins Innere des gotischen Gotteshauses, das uns dann doch faszinierte. Aber unser eigentliches Ziel war nebenan der Prunksaal der Österreichischen

Nationalbibliothek.

Welch unbeschreiblicher Prunk und welch ehrfurchtgebietende Atmosphäre erwarteten uns hier. Bücher in Glasvitrinen, die aus dem 14. und 15. Jahrhundert stammen, erfüllten mich mit Begeisterung und ich konnte mich kaum satt sehen an den ca. 200.000 Büchern in den dunklen Mahagoniregalen, die so viele Hunderte von Jahren überdauert haben. Welch Wunder und Glück für die Menschheit!

Berührt von solcher Schönheit und Einzigartigkeit entschlossen wir uns, zum Abschluss in die Hofburg direkt nebenan und zwar ins Sissi-Museum und die Kaiser-apartments zu gehen. Kein weiser Entschluss, denn wir waren eigentlich am Ende unserer Kräfte. Unvernünftig wie wir sind, standen wir diese Besichtigungen durch, aber krochen anschließend zur U-Bahn-Station am Josephplatz. Die letzten Meter zum Hotel nahm ich den Bus, also eine Station, und wer trägt mich ins Zimmer, fragte ich vergebens.

Nach etwas Ausruhen, Duschen und einem „kleinen Braunen" fuhr ich zu Andrea, jeden Meter mit dem Bus auskostend. Es wurde ein gemütlicher Abend mit Essen, Erzählen und viel Lachen. Baba!

Donnerstag, den 14. Oktober:

Andrea musste auf ein Begräbnis, ich packte meinen großen Koffer, im wahrsten Sinne des Wortes, und frühstückte das letzte Mal mit Blick auf Wien vom 5. Stock des Hotels. Dann fuhr ich mit dem Bus zu Andreas Wohnung, deponierte dort meinen Koffer und ab ging es allein in den 1. Bezirk mit der U-Bahn. Jeden Moment kostete ich aus, flanierte an der Oper vorbei, die Einkaufsstraße rauf und runter, fotografierte hie und da und gönnte mir einen „kleinen Braunen" im viel zu teuren Café des Hotels Sacher. „Man gönnt sich ja sonst nichts!" lautete mein Motto an diesem wunderschönen, sonnigen letzten Morgen in Wien.
Mittags verbummelten Andrea und ich die Zeit gemütlich auf dem Sofa mit Torte und Kaffee, nachdem wir uns schon zum Mittagessen einen Braten mit Knödel einverleibt hatten. So langsam rückten die Zeit des Abschieds und der Abflug immer näher. Ach, die drei Tage vergingen wie im Flug, so viel hatten wir uns noch zu erzählen!

Ich hatte hier in dieser himmlischen Stadt eine neue Freundin gewonnen. Trotz Entfernung schreiben wir uns ständig und ich hoffe, wir können uns nächstes Jahr wiedersehen. Ihre Freundschaft tut mir gut und ich danke ihr für viele aufmunternde Worte.

(Anmerkung 03/2016)

Andrea und ich hielten Kontakt die ganzen Jahre und am 01.09. fliege ich erneut nach Wien zu ihrer Hochzeit. Das Leben kann so schön sein!

„Leseratten"- Erlebnistage!

An einem Novemberwochenende fand zum ersten Mal die Pfälzer Buchmesse in Neustadt an der Weinstraße statt. Ein fantastisches Erlebnis für mich als Newcomerin zwischen bekannten pfälzischen Autoren und etlichen Verlagen. Durch Zufall bin ich im Sommer über die Anmeldung gestolpert und mit etwas Bauchweh hatte ich mich dann doch angemeldet. Denn ich wollte wissen, ob ich - wie so oft in meinem Leben - auch Erfolg in der lokalen Buchwelt hätte. Es war der reinste Genuss für das Auge und die Sinne!

Beschwerlich stellte sich der Aufbau am Vortag nach einer stressigen vollgepackten Woche, heraus. Prompt verschlief ich am ersten Messetag! Gelassen fuhr ich nach Neustadt, denn ändern konnte ich eh nichts mehr und von den eineinhalb zu viel geschlafenen Stunden konnte ich nur eine dreiviertel Stunde wett machen. Aber ich war ausgeruht.

Eine Vielzahl von Besuchern kam mir beim Eintreffen in den Messeräumen entgegen, was ich eher mit Freude aufnahm. Hatten diese nun Zeit, in Ruhe ohne mich, meine Bücher zu begutachten. Denn das Thema Erkrankung und Multiple Sklerose ist für manch einen doch schwerer Tobak. Aber wer nicht wagt, der gewinnt auch nicht und dies führte ja auch zu meiner Anmeldung zur Buchmesse.

Weihnachtlich dezent dekoriert hatte ich meinen Verkaufstisch mit meinen Büchern, ebenso mit Süßigkeiten für Naschkatzen, diesen Tipp bekam ich von meiner Freundin Anke. Denn nicht nur über den Titel und die Multiple Sklerose kommt man ins Gespräch mit Interessierten, auch über Anbieten von Süßigkeiten. Laut dem Motto: „Mit Süßem fängt man Mäuse!"

Nachdem ich die 800er Verkaufsmarke schon überschritten hatte, dachte ich nicht im Entferntesten an so viel Interesse an meinen Büchern und an mir, als Betroffene, Hausfrau und Mutter. Wenn ich Resümee ziehe, waren die Gespräche für mich am eindrucksvollsten, nicht nur an meinem Stand. Ich habe Kontakte geknüpft mit Verlegern, um andere Abwicklungen vom Druck bis zur Vermarktung eines Buchs zu erfahren. Belehrende Gespräche und hilfreiche Tipps von anderen Autoren, die auch teils mit einem Buch auf dem Markt präsent waren. Versnobt war nur eine Autorin, die schon - zig Bücher auf dem englisch- und deutschsprachigen Büchermarkt veröffentlicht hat. Mit leicht spöttischem Gesicht durchstreifte sie gelangweilt unseren Verkaufsraum, aber süffisant lächelten wir zurück.

Wir waren eine nette Truppe in unserem Präsentationsraum, bunt zusammengesetzt aus zwei Buchverlagen, einem Spieleverlag und fünf Autoren. Neben mir reiste Ella Jakob aus Nordrhein-Westfalen an, die ich bis dahin nur vom Schreiben aus dem Autoren-Pool meines Verlags BOD kannte. Sie rückte mit ihren vier Büchern im Gepäck an. Ein krasser Kontrast zu meinen Büchern. Gegenüber war der Autor Bernhard Hennrich mit seinem Buch „Standfest - Das Manager-Brevier", ein weiterer Exot, was das Thema angeht. Ein bemerkenswerter Autor und Mensch.

Zwischendurch versorgten wir uns gegenseitig mit Kaffee, passten auf die jeweiligen Stände auf und auch zwei Freundinnen, Gabi und Jutta, standen mir kurzzeitig zur Seite. Jutta verpasste mir eine Handmassage in einer Leerphase und las mir ihren Brief an die Fa. Wala vor. Sie hat gute Vorschläge, um über diese Firma für mich das Aconit Schmerzöl zu ordern, das für meinen oft schmerzgeplagten Körper eine Wohltat ist. Diese Powerfrau wird es schon richten, eine gute Seele von Mensch, aber in nichts zu stoppen. Gabi das Gegenteil, ein ruhender Pol für mich und eine liebe Freundin.

Der Abbau war für mich ein Kraftakt, da mein Akku auf null stand und es übers Wochenende geschneit hatte. Nach einem herzlichen Verabschieden von „meinen Autorenkollegen" trat ich voll beladen den Fußmarsch zum Auto an, aber glücklich und zufrieden.

Die nächste Buchmesse ist geplant. Nur werde ich mehr so belastbar bin wie früher, vergesse ich doch immer wieder.

Entscheidungen

Den Anstoß zu diesem Kapitel gab mir eine Wohnungsbesichtigung und die Entscheidung, sie zu mieten. Nach langen Gesprächen mit meinen Kindern, Nachbarn, die unterhalb der Wohnung wohnen und unsere Freunde sind, sowie dem finanziellen Aspekt - ich entschied mich schweren Herzens dagegen.

Ein sehr wichtiger Faktor, um Lebensfreude zu erlangen, ist meiner Meinung nach die Fähigkeit, sich zu entscheiden und das zum richtigen Zeitpunkt. Aber viele Menschen haben Angst, sich falsch zu entscheiden. Deswegen halten sie an etwas fest, an einer Situation, die ihnen im Grunde genommen nicht gefällt. Weil sie nicht zu ihrer Entscheidung stehen wollen oder vielleicht auch, um einem anderen Menschen einen Gefallen zu tun.

Klug wäre es natürlich, sich an dem zu orientieren, wovon man überzeugt ist und was man wirklich will. Es sollte tief aus dem Innern kommen. Menschen mit einem geringen Selbstwertgefühl gehen oft keine Risiken ein, sie entscheiden sehr wenig oder gar nicht und lassen andere für sich entscheiden. Menschen mit einem „gesunden" Selbstwertgefühl entscheiden sehr viel, aber wissen auch, dass manche Entscheidungen nicht richtig waren. Aber sie stehen dazu.

Dazu möchte ich einige Beispiele erzählen aus meinem Leben. Denn eigentlich war ich ein guter Entscheider vor meiner Erkrankung. Zu den Entscheidungen, die sich in den letzten Jahren als falsch herausgestellt haben, stehe ich. Auch wenn ich einige bereue und sie gerne streichen würde. Sie haben mich Kraft und wertvolle Zeit gekostet.

Meine Tochter hatte in ihren ersten zwei Lebensjahren vier Hüftoperationen, dazu kam ihre Asthmaerkrankung. Als die Impfungen anstanden, habe ich mich über evtl. Impffolgen und -schäden informiert, da sie gesundheitlich angegriffen war und nicht die beste Konstitution hatte. Ich habe sie dann nicht gegen alles impfen lassen (meinen Sohn auch nicht), heute erst recht nicht und dazu stehe ich. Ich bin überzeugt, die richtige Entscheidung getroffen zu haben, auch wenn mancher Arzt in den letzten Jahren mir dies ausreden wollte und sich über meine Entscheidung echauffiert hat.

Die vier Hüftoperationen und die etlichen asthmatischen Behandlungen waren die richtige Entscheidung. Ich bin eine unbequeme Mutter und Patientin für sämtliche Ärzte egal welcher Fachrichtung, da ich mich vorher genauestens informiere und dann mitdiskutiere.

Auch der Hausverkauf nach dem Auszug meines geschiedenen Mannes und meine Verweigerung, von seinen Eltern einen monatlichen Scheck für absolute Anpassung anzunehmen, waren richtig. Ich hätte mich in eine Abhängigkeit begeben und mein Leben und das der Kinder wären fremd gesteuert gewesen. Es ist gut so, wie es ist.

Erst in den letzten zwei Jahren fiel es mir doch in manchen Lebenssituationen schwerer, die richtige Entscheidung zu treffen. Die Alternativen entsprachen nicht dem, was ich im tiefsten Innern fühlte. Viele Menschen meinen, sie müssen immer alles 100 % richtig entscheiden, um glücklich zu sein. Diese Perfektion hemmt und macht einsam. Das Selbstwertgefühl versteckt sich hinter einer Fassade.

Ich finde, man sollte nicht mit seinen Schwächen hadern. Jeder Mensch hat seine Stärken und man sollte aufhören, sich mit anderen zu vergleichen. Ich habe eine Freundin, die powert nur so durchs Leben. Gerne nehme ich in meinen entscheidungs-unfähigen Zeiten ihre Hilfe an. Umgekehrt genauso, auch wenn dies seltener vorkommt.

Die eigenen Schwächen kann man auch als Chance sehen, neue Wege zu gehen und mit anderen Menschen zu kooperieren. Natürlich ist alles nicht so einfach, wie es oft geschrieben steht. Wenn man eine Entscheidung treffen soll, ist eine Möglichkeit sich zu fragen, ob sie mich und die Menschen um mich herum glücklich macht oder ob man wirklich mit allen möglichen Folgen einverstanden ist.

Die Suche nach einer Wohnung hemmt mich oft durch die Angst, ob ich den Umzug und die räumliche Veränderung verkrafte. Ich stehe zu dieser Schwäche, denn eine falsche Entscheidung wäre vielleicht fatal. Ich fühle mich zurzeit psychisch besser, aber körperlich durch die MS nicht sehr gut. Also lasse ich mir Zeit. Ich weiß, es wird der richtige Zeitpunkt kommen und dann werde ich eine Entscheidung aus dem Inneren treffen.

Einen Punkt in meinem Alltag, um Entscheidungen zu treffen, bekomme ich schwer in den Griff.

Die Situation ist folgende: Wir haben uns zu einem Besuch bei meiner Freundin in Pforzheim verabredet. Ich stehe morgens auf und ich habe Angst, das Haus zu verlassen und mit dem Auto eine für mich, lange Strecke zu fahren. Letzten Winter brachte ich es tatsächlich fertig anzurufen und abzusagen, um fünf Minuten später wieder zuzusagen, dann wieder abzusagen und am Ende waren ihr Mann und meine Tochter total entnervt. Ich konnte sie vollkommen verstehen, doch war ich so in Panik, dass ich einfach nicht die richtige Entscheidung treffen konnte. Vor lauter Angst vor ihrem Unmut, bin ich dann doch mit meiner Tochter gefahren. Im Zug, denn Auto fahren konnte ich nicht, bereute ich meine Entscheidung, doch gefahren zu sein. Erst in Pforzheim als ich Susanne sah, beruhigte ich mich und war doch so froh, bei ihr und ihrer Familie zu sein. An dieser Stelle danke ich euch Dreien aus tiefstem Herzen, besonders dir liebe Susanne!

Zum Glück haben solche Situationen Seltenheitswert. Aber Feste und eventuelle Aktivitäten muss ich längere Zeit planen und mich mit dem Gedanken erst anfreunden. Ich hoffe, dies wieder in den Griff zu bekommen, denn mein Selbstwertgefühl schwindet. Komischerweise hatte ich solche schrecklichen Anwandlungen nicht vor meinem Klosterbesuch oder der Kurzreise nach Wien, auch nicht vor unserem Sommerurlaub oder der Buchmesse. Anscheinend bin ich dann mit so vielen Dingen beschäftigt, dass ich keine Zeit über Ängste oder falsche und richtige Entscheidungen nachdenken kann.

Die MS und die Depression machen mir das Leben verdammt schwer, aber ich lasse mich von beiden Krankheiten nicht von meinem Weg abhalten.

Es gibt Momente im Leben
da musst du eine Entscheidung
treffen
von der du weißt,
dass sie mit all ihren Konsequenzen
deine ganze Kraft in Anspruch
nehmen wird.

Du triffst sie, und eines Tages
schaust du darauf zurück und weißt,
dass du es richtig gemacht hast
und
stolz sein kannst!

Alle Jahre wieder...

Noch sechsunddreißig Tage bis Weihnachten und die Diskussionen über den Kauf des Tannenbaums und das Festmenü an Heiligabend sind in vollem Gang. Dieses Jahr stellt sich die Frage für uns: „Künstlicher oder Naturbaum?" Meine Tochter hatte die „netten" Bemerkungen für mich: „Kauf doch einen Plastikbaum, denn wenn wir nicht mehr bei dir leben, haben wir vielleicht keine Zeit, dir einen Naturbaum zu besorgen. Außerdem bist du vielleicht mal so gehandicapt, dass es pflegeleichter für dich ist. „Erstens findet sich immer jemand, der mir einen schönen, kleinen natürlichen Baum bringen wird", antwortete ich, „und zweitens wird der Zustand der absoluten Hilflosigkeit hoffentlich nie eintreffen, liebe Tochter". Ich lasse die Worte an mir abprallen und werde mich mit dem Thema höchstpersönlich und alleine die nächste Woche im Baumarkt auseinandersetzen.

Das Schmücken des Tannenbaums zwei Tage vor Heiligabend war schnell gelöst, denn ein Jahr schmücke ich den Baum und das darauffolgende Jahr meine Kinder. In meiner Kindheit schmückte man den Baum schon zwei Tage vorher nach französischer Tradition und überhaupt hatte nur meine

Mutter das große Privileg. Zum Glück habe ich dieses Jahr die Ehre und kann mich mit meinen traditionellen roten Kugeln und den Holzfiguren austoben. Kein Lametta!

Das Aufstellen des Tannenbaums oder „O Tannenbaum"!

Da kann ich ein Lied singen, nicht nur von künstlichen Baumdiskussionen. Der Ort des Geschehens bzw. die Aufführung findet alljährlich im Wohnzimmer statt, nachdem der Kauf und der Transport schon ein Kraftakt war. Zwei Wochen lang steht er in einem mit Wasser gefüllten Eimer auf dem Balkon und die Temperaturen sind unter dem Nullpunkt. Wie jedes Jahr koche ich Wasser, um den Baum aus dem Eimer zu bekommen, und zerschlage das Eis mit einer Axt. Und jedes Mal schwöre ich mir, den Baum rechtzeitig vor dem Gefrieren in Sicherheit zu bringen. Vergebens, das Jahr ist zu lang!

Zurück ins Wohnzimmer. Die Kinder sind nun kräftig genug, um mit anzupacken, und doch gelingt es uns nie, den Baum so mit den Flügelschrauben zu fixieren, dass er senkrecht im Ständer steht. Wir tänzeln um den Tannenbaum, unsere Stimmen werden lauter und emotionaler und die Frage stellt sich, wer wohl der Schuldige war und es gibt einen neuen Versuch. Der dritte Anlauf gelingt immer! Im Hintergrund läuft „O du fröhliche" und wir sinken fix und fertig, aber zufrieden, ein wenig erhitzt auf die Coach. „O Tannenbaum", wie schön sind deine Blätter!" Das Ende des Lieds? Dasselbe wie damals: Die ganze Familie sitzt entkräftet, aber zufrieden im Wohnzimmer und lacht.

Weihnachten ist nicht nur das Fest der Liebe, sondern auch das Fest der Krisen. Auslöser sind oft zu hohe Ansprüche, zu viele Pläne, unterschiedliche Ansichten und der Druck, dass alles perfekt sein muss. Auf Knopfdruck soll Besinnlichkeit, Entspannung und Freude aufkommen. Aber was das ganze Jahr über nicht funktioniert, klappt an Weihnachten noch weniger. Also weg vom Perfektionismus und dem selbst auferlegten Erfolgsdruck. Es muss nicht alles reibungslos funktionieren und manche Missgeschicke lassen sich einfach weg lachen. Einerseits ist alles ganz einfach, wenn da nur nicht das Andererseits wäre.

Am meisten liebe ich die Adventszeit, sie ist unbeschwert und harmonisch mit den Kindern. Wir durchstöbern schon Mitte November die Backbücher und jeder darf sich seine Lieblingsplätzchen wünschen. Vor dem ersten Advent backen wir das erste Mal, meine Tochter und ich mit vehementer Standhaftigkeit, mein Sohn klinkt sich aufgrund verstärkter Frauenpräsenz frühzeitig aus. Ich denke eher aus Faulheit. Alle Jahre gibt es Spritzgebäck, verarbeitet mit dem uralten Fleischwolf meiner Oma. Kindheitserinnerungen erwachen in mir. Die Vorfreude auf das Christkind, meine Oma, der Duft der Adventszeit und Weihnachtsgeschichten, die ich als Kind von einer Nachbarin erzählt bekam. Zurück zum Gebäck. An Kalorien darf ich gar nicht denken, denn kurz vor Weihnachten nasche ich alleine aus der großen Keksdose, die Kinder sind Gebäck müde und denken an Ostern.

Wünsche für Geschenke werden schon im September von meiner Mutter geäußert, in einem Monat, wo Weihnachten für mich wie ein Fremdwort klingt. Sie ist jedes Jahr die Erste, der ich ein Geschenk kaufe. Praktisch, denn das Bankguthaben ist noch im schwarzen Bereich. In diesem Jahr schreibt mein Sohn zum ersten Mal keinen Wunschzettel mehr. Bei meiner noch so bettelnden Frage „Glaubst du wirklich nicht mehr an das Christkind?", schüttelt er mitleidig über mich den Kopf. Er ist nun auch „erwachsen" geworden. Noch letztes Jahr haben wir abends seinen Wunschzettel mit einer Kerze vors Fenster gestellt und am nächsten Morgen war er weg. Das Christkind hat alle Zettel der Kinder in der Nacht eingesammelt.

Wie wunderbar haben die Augen meiner zwei Liebsten gestrahlt. Und meine auch.

Der Wunsch nach Harmonie ist gerade an Weihnachten besonders stark ausgeprägt. Doch dabei erreicht man oft das Gegenteil. Auch während der Feiertage sollte sich jeder zurückziehen dürfen, der seine Ruhe haben möchte. Man muss nicht immer alles zusammen machen. Wenn man spürt, dass man zu sehr aufeinander hängt, tut ein kleiner Spaziergang gut. Man geht Zoff aus dem Weg und verdaut gleichzeitig das viele gute Essen.

Wann wo gefeiert wird, bietet alle Jahre wieder Anlass zu Diskussionen. Ebenso wenn es um das Menü der Festtage geht. In meiner Familie wird im Wechsel gefeiert, einmal bei uns Drei und das nächste Jahr bei meinen Eltern. Weihnachten ist eben auch das Fest der Kompromisse. Und zum ersten Mal diskutierten wir nicht tagelang den Menüplan rauf und runter, sondern ich entscheide das Heiligabendmenü, da bei uns gefeiert wird und meine Mutter bekocht uns am ersten Feiertag nach ihren Ideen. Am zweiten Feiertag müssen meine Kinder zu ihrem Vater, der Staat sieht es so vor.

Jedes Jahr kommt Weihnachten für viele Menschen plötzlich und überraschend -

Hektik bricht aus. Viele haben ja am 23. Dezember noch nicht alle Geschenke und raufen sich die Haare. Nun, ich lehne mich gelassen zurück, wir schreiben den 4. Dezember und ich habe alle Geschenke beisammen, die Zimmer sind weihnachtlich dekoriert und fast alle Plätzchen gebacken. Aber in der Stadt treffe ich ständig auf bekannte Gesichter, die mich verstört und ratsuchend anschauen. Anscheinend sind die Wünsche zu ausgefallen oder die Schenkenden sind fantasielos.

Weihnachten ist auch das Fest der Rituale. An Heiligabend wird ausgeschlafen, denn der Kühlschrank ist voll, nur das frische Baguette muss noch besorgt werden. Traditionell gibt es zum Mittagessen eine selbstgemachte Nudelsuppe und wir schauen uns „Drei Nüsse für Aschenbrödel" an. Ein kleiner Spaziergang um den Block und dann ab ins Bad, um sich festlich heraus zu putzen. Gegen Abend, wenn es dämmert, die Bescherung und anschließend unser Festmenü, um gegen 22.00 Uhr gemeinsam zur Christmette zu gehen. Meine beiden Kinder dienen in der Messe und sind zu Hause reif fürs Bett.

Und alle Jahre wieder sitze ich dann alleine mit einem Glas Wein oder Sekt samt Plätzchen vorm Tannenbaum, höre mir

alleine „Stille Nacht" an und der Vor-
weihnachtsstress fällt von mir ab!

24. Dezember 2010

Die Weihnachtskarte meiner Tochter
entschädigt mich für vieles:

Liebe Mama,

ich wünsche dir ein
frohes Fest und
viele Geschenke!

Liebe, Schnee und Gebäck,
hat das Christkind für dich im Gepäck.

Deine Sarah.

Wieder ein offenes Ende!

Ich schließe das Buch und das Ende bleibt wieder offen. Noch kann ich es nicht fassen, dass die Monate des Schreibens vorbei sind. Denn es räumt meine Seele auf und ich reflektiere Vergangenes noch einmal. Es hat mir gut getan und ich weiß, dass ich doch viele richtige Entscheidungen getroffen habe. Manche schmerzen noch, andere sind verarbeitet.

Auch in diesem Buch habe ich nichts beschönigt, sondern mein Leben mit der Krankheit Multiple Sklerose so erzählt, wie es passiert ist und meine Gedanken und Ansichten. Hinzu kam die Geschichte mit meiner Depression. Ich wünsche mir so sehr, dass man beide Krankheiten akzeptiert. Depressiven Menschen sieht man äußerlich nichts an, aber der psychische Leidensdruck ist oft größer als sichtbare Behinderungen durch die MS. Ich würde mir wünschen, dass die Menschen mich ernst nehmen, mir zuhören und hinter die Krankheit sehen würden. Dann sehen sie mich mit meiner Persönlichkeit, meine Erwartungen und Träume, meine Ansichten und Erfolge. Nicht alle müssen mich mögen, nur ich muss mir selbst gerecht werden. Mein Handeln und Tun muss sich für mich richtig anfühlen. Für niemanden lohnt es sich, sich endlos zu verbiegen. Ich werde meinen teils steinigen Weg weitergehen ohne Kampf gegen die MS. Ich habe mein Inneres, mein Anders-Sein akzeptiert, so lebe ich in Ruhe und Frieden mit mir selbst. Gegen mein Schicksal und die tausend Gesichter werde ich nicht mehr kämpfen. Es nimmt mir die Kraft für Wichtigeres und Schöneres im Leben.

Momentan halte ich an der Infusionstherapie fest, man weiß ja nicht was die Forschung noch für Überraschungen bietet. Versuchen werde ich nicht alles, nur das wobei ich ein überzeugendes, gutes Gefühl habe. Ich hoffe auf einen Stillstand meiner Erkrankung und eine Verbannung der Depression aus meinem Leben. Zum Glück kennt niemand seinen Lebensweg und somit wird er jeden Tag zur Herausforderung im positiven Sinn.
Ich wünsche mir Kraft und Lebensfreude, hoffe auf eine lange Zeit der Stabilität, um nicht so schnell den Gipfel dieser Erkrankung zu erreichen.

Caroline Régnard-Mayer
Januar 2011

Die Schutzengel unseres Lebens
fliegen manchmal so hoch,

dass wir sie nicht mehr sehen
können,

doch sie verlieren uns niemals
aus den Augen.

(Jean Paul)

Was mir noch am Herzen liegt, kommt wieder zum Schluss!

DANKE

... meinen besten Freunden für ihre Geduld und Fürsorge.

... meinen Kindern für ihre Liebe und absolutes Verständnis in manch schwierigen Situationen.

... meinen Eltern und meinem Bruder für ihren Einsatz, Geduld und ihre Liebe.

... Katja Konrad, Jutta Wilms, Maggie Bentin, Martin, Schorsch, Beate Ruffer, Bettina „Bett", Susanne Weiss, Birgit Heid, Moni Später, Monika, Heidi Dahlsen, Christina und Steffen Bauer für ihre Freundschaft und Hilfe.

... meinem Neurologen Dr. Ehrhardt und seinem netten Team, ich schätze sie sehr!

... Ärzte und Pflegedienste der Neuro-1 des Pfalzklinikums in Klingenmünster für offene Gespräche, Betreuung und das Mutmachen.

... meinen freundschaftlichen „Lektoren"

Birgit Heid (Autorin) und Volker Damian (Autor) für unzählige Stunden des Korrekturlesens.

... meiner Lektorin.

… meinen Leserinnen und Lesern!

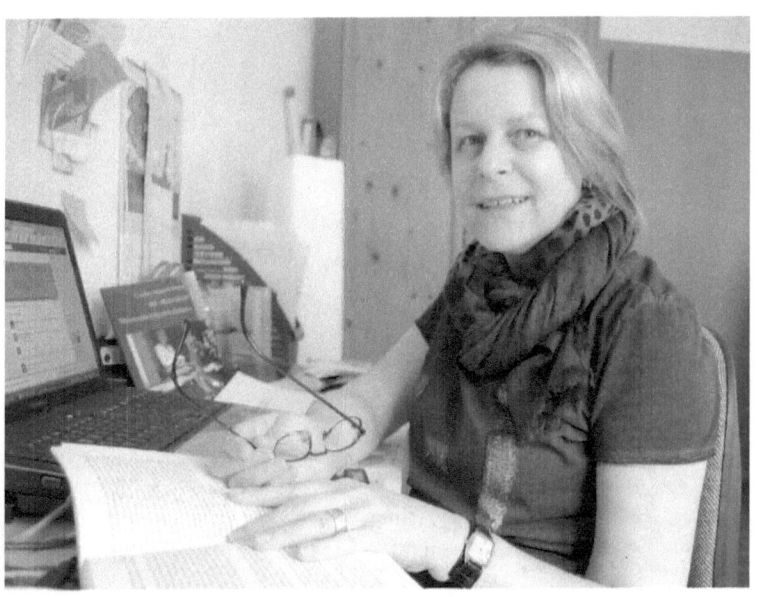

2013

Nun schließe ich mein Buch, sicher für längere Zeit,
aber die Fortsetzung wird irgendwann folgen!!

Ihre
Caroline Régnard-Mayer

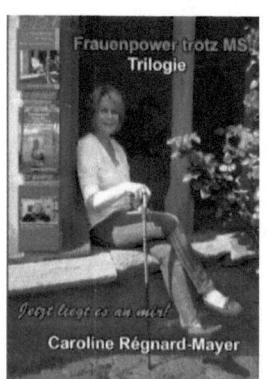

Frauenpower trotz MS - Trilogie

Jetzt liegt es an mir!

Ab sofort „Frauenpower trotz MS" als Sammelband (3-in-1): Mit 39 Jahren bekam Caroline Régnard-Mayer im Entlassungsbericht der Klinik diagnostiziert, dass sie Multiple Sklerose (MS) hat, die sie in ihrem weiteren Leben nun begleiten sollte. Nach zahlreichen Klinikaufenthalten und erfolglosen Therapien stellte sie sich dieser unheilbaren Erkrankung und nimmt die Leser mit auf eine Achterbahnfahrt, die authentisch und fesselnd erzählt wird. Ihr eigenes Akzeptieren der MS und das Leben mit der Krankheit bedeutet an jedem Tag eine Herausforderung. Dennoch genießt sie ihr Leben, schöpft Kraft im Glauben und der Feldenkraislehre und sieht positiv in die Zukunft. In der vorliegenden Trilogie möchte die Autorin ihre Leser mit einem ähnlichen Schicksal oder Lebenskrise ermutigen.

ISBN: 978-3-7357-9260-0,
232 Seiten, Verlag BOD

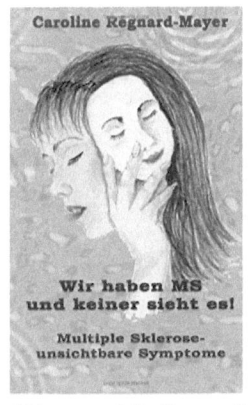

Caroline Régnard-Mayer

Wir haben MS
und keiner sieht es!

Multiple Sklerose-
unsichtbare Symptome

Wir haben MS und keiner sieht es!

Multiple   Sklerose-
unsichtbare Symptome

Die Autorin ist bekannt durch zahlreiche Bücher über das Thema Multiple Sklerose. Mit Ihrem Buch "Frauenpower trotz MS - Trilogie" und ihrem Kochbuch "Guten Appetit MS" schrieb sie sich in die Herzen der Leser. Aber auch in ihrem Buch "Mademoiselle klopft an meine Tür!" berührt sie Menschen mit der Krankheit Depression, informiert und lässt den Humor trotz ernstem Thema nie außen vor.

Die angeblich unsichtbaren Symptome sind für uns, die an der neurologischen Erkrankung Multiple Sklerose erkrankt sind, ganz und gar nicht unsichtbar! Wer von uns MS-Betroffenen hat nicht schon so oft hören müssen: "Man sieht Ihnen ja gar nichts an!", "Sie sehen so gesund aus.", "Was!? Sie sind unheilbar krank, sie sehen aus wie das blühende Leben!" oder "Sie können doch laufen!".

Deswegen schrieb ich dieses Buch, um ein Sprachrohr für all die Menschen zu sein, die sich täglich mit der Unsichtbarkeit auseinander setzen müssen und das Wichtigste: Außenstehende, Angehörige und Unwissende aufzuklären und zu vermitteln, helfen, informieren und das Lachen trotz unsichtbarer Last nicht zu verlernen.

ISBN: 978-1508418603, 88 Seiten,
Verlag CreateSpace